Hormonale Kontrazeption

UNI-MED

UNI-MED Verlag AG
Bremen - London - Boston

Prof. Dr. Christoph Keck
PAN-Klinik am Neumarkt
Zeppelinstr. 1
50667 Köln

a.o. Univ. Prof. Dr. Clemens Tempfer
Abteilung für gynäkologische Endokrinologie
und Reproduktionsmedizin
Allgemeines Krankenhaus der Stadt Wien
Währinger Gürtel 18-20
A-1090 Wien

Keck, Christoph:
Hormonale Kontrazeption/Christoph Keck und Clemens Tempfer.-
2. Auflage - Bremen: UNI-MED, 2008

Printed in Europe

Die Erkenntnisse der Medizin unterliegen einem ständigen Wandel durch Forschung und klinische Erfahrungen. Die Autoren dieses Werkes haben große Sorgfalt darauf verwendet, daß die gemachten Angaben dem derzeitigen Wissensstand entsprechen. Das entbindet den Benutzer aber nicht von der Verpflichtung, seine Diagnostik und Therapie in eigener Verantwortung zu bestimmen.

Geschützte Warennamen (Warenzeichen) werden nicht besonders kenntlich gemacht. Aus dem Fehlen eines solchen Hinweises kann also nicht geschlossen werden, daß es sich um einen freien Warennamen handelt.

UNI-MED. Die beste Medizin.

In der Reihe UNI-MED SCIENCE werden aktuelle Forschungsergebnisse zur Diagnostik und Therapie wichtiger Erkrankungen "state of the art" dargestellt. Die Publikationen zeichnen sich durch höchste wissenschaftliche Kompetenz und anspruchsvolle Präsentation aus. Die Autoren sind Meinungsbildner auf ihren Fachgebieten.

Vorwort und Danksagung

Seit Beginn der Menschheitsgeschichte waren Sexualität und Fortpflanzung untrennbar miteinander verbunden. Erst die Entwicklung wirksamer Methoden zur Empfängnisverhütung hat es ermöglicht, Sexualität auch unabhängig von der Reproduktion zu erleben. Zwar waren bereits im Alten Ägypten und im Römischen Reich Methoden bekannt, ungewollte Schwangerschaften zu verhüten, der wirkliche Durchbruch gelang allerdings erst zu Beginn des 20. Jahrhunderts mit bahnbrechenden Arbeiten zur Isolierung und Strukturaufklärung der Steroid-Hormone. Damit wurde es möglich, Steroide synthetisch herzustellen und sie zur Kontrazeption einzusetzen.

In den 60er Jahren kam das erste verfügbare Kombinationspräparat mit dem Namen Enovid® auf den Markt. Dies war der Beginn einer beispiellosen Erfolgsgeschichte, die sich bis heute fortsetzt. In den vergangenen Jahrzehnten sind die oralen Kontrazeptiva vielfach modifiziert worden. So steht heute eine nahezu unüberschaubare Vielzahl verschiedener Präparate zur Verfügung, die sich durch die jeweilige Kombination der Östrogen- bzw. Gestagenkomponente unterscheiden oder in der Abstufung der Wirkstoffe. Neben der reinen kontrazeptiven Wirkung werden die Präparate auch zur Behandlung des prämenstruellen Syndroms, der Hyperandrogenämie oder verschiedener Formen von Blutungsstörungen eingesetzt.

Neben der Entwicklung im Bereich der oralen Kontrazeptiva stehen inzwischen auch intrauterine, intravaginale, subdermale und transdermale Systeme zur Verfügung, so dass man wohl mit Fug und Recht sagen kann, dass es für jede Frau das passende hormonale Kontrazeptivum gibt.

In naher Zukunft dürfen wir weitere Entwicklungen erwarten. So steht eine Reihe von neuen Präparaten kurz vor der Marktreife und das lässt auf ein noch breiteres therapeutisches Spektrum hoffen.

Im vorliegenden Buch besprechen wir systematisch die derzeit verfügbaren Methoden zur hormonalen Kontrazeption, sowie die Möglichkeiten zur Anwendung der Präparate für andere Indikationen. Wir gehen detailliert auf die neuesten Entwicklungen ein und geben Empfehlungen zur praktischen Umsetzung.

Die Fertigstellung dieses Buches wäre ohne die tatkräftige Unterstützung der Mitarbeiter des UNI-MED-Verlages in Bremen nicht möglich gewesen. Ihnen allen sei für ihr Engagement sehr herzlich gedankt.

Köln und Wien, im Oktober 2008

Christoph Keck
Clemens Tempfer

Inhaltsverzeichnis

Historische Entwicklung der Kontrazeption

1. Historische Entwicklung der Kontrazeption

Die Fortpflanzung hat im Laufe der Jahrhunderte und in Abhängigkeit von den gesellschaftlichen Verhältnissen für die Menschen eine sehr unterschiedliche Bedeutung gehabt. So war früher die Lebensplanung von Frauen auf einen "maximalen Fortpflanzungserfolg" ausgerichtet, um den Fortbestand der Familie oder der Sippe zu sichern. Schwangerschaft und Geburt waren allerdings in früheren Jahrhunderten auch mit einer für heutige Verhältnisse unvorstellbaren Morbidität und Mortalität verbunden: Schätzungen zufolge betrug die mütterliche Mortalität noch im 19. Jahrhundert 2-10 %. Auf diesem Hintergrund überrascht es nicht, dass schon sehr früh in der Kulturgeschichte des Menschen schwangerschaftsverhütende Maßnahmen weit verbreitet waren. In der Bibel finden sich bereits im Buch Genesis (Kap. 38. V. 9) Angaben zur Schwangerschaftsverhütung durch Koitus interruptus. Im alten Ägypten und wohl auch im römischen Reich wurden Tampons als Verhütungsmittel eingesetzt. Diese Tampons wurden aus Akazienblättern hergestellt, die in Honig getränkt wurden. Durch Fermentation bildete sich Milchsäure, die eine spermizide Wirkung aufwies. Erste Berichte hierüber finden sich im Papyrus Petri (1959 v. Chr.).

Im 18. Jahrhundert (1797) war Jeremy Bentham einer der ersten, der den Vaginalschwamm als "contraceptive device" einsetzte. Kondome wurden erstmals im 15./16. Jahrhundert eingesetzt. Sie wurden aus Fischblase oder Seide angefertigt und dienten in ersten Linie zur Vorbeugung von Geschlechtskrankheiten und nicht primär zur Schwangerschaftsverhütung. Es dauerte noch bis zum 19. Jahrhundert - als die Vulkanisierung eingeführt wurde (1843) - bis das Kondom schließlich in größerem Umfang hergestellt und eingesetzt werden konnte. Trotz weit verbreiteter gesellschaftlicher Widerstände gegen die Verbreitung von Informationen über kontrazeptive Maßnahmen, waren Ende des 19. Jahrhunderts mehr als 100 verschiedene Typen von Okklusivpessaren auf dem Markt.

Zu Beginn des 19. Jahrhunderts fand ein gesellschaftlicher Wandel im Hinblick auf Fragen der Kontrazeption statt: Man erkannte zwar, dass Geburtenkontrolle ein wichtiges Instrument zur Bekämpfung der Überbevölkerung und der Massenarmut sein kann, in den USA wurde allerdings noch 1873 das berühmte Comstock-Gesetz verabschiedet, nach dem Informationen über Empfängnisverhütung als obszön klassifiziert wurden und die Verbreitung solcher Informationen unter Strafe gestellt wurde.

Margret Sanger gründete 1916 die erste Beratungsstelle für Empfängnisverhütung in Brooklyn, N.Y. Diese Beratungsstelle wurde allerdings sehr bald nach ihrer Eröffnung wieder polizeilich geschlossen. Dennoch wurden bis Anfang der zwanziger Jahre mit Hilfe der National Birth Control League entgegen allen Hemmnissen mehrere Beratungsstellen in verschiedenen amerikanischen Städten eröffnet. Zu dieser Zeit wurden die Frauen – auch um sie unabhängig vom Mann und dessen Bereitschaft zur Benutzung eines Kondoms zu machen – vor allem im Gebrauch des Scheidenpessars, bzw. der Portiokappe geschult.

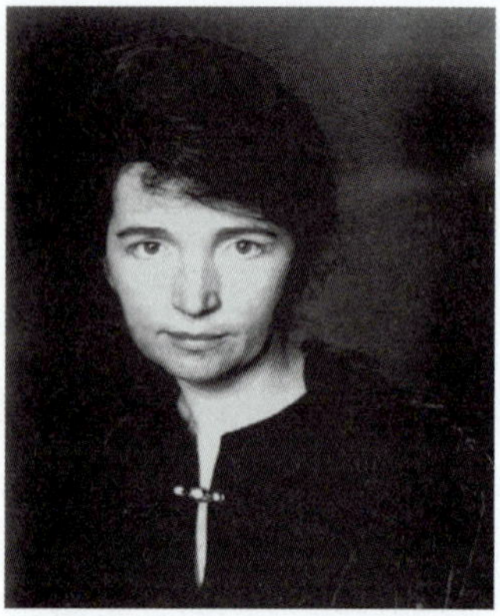

Abb. 1.1: Margret Sanger.

Es ist schwierig, den exakten Beginn der wissenschaftlichen Arbeiten zur hormonalen Kontrazeption zu datieren. Als Schlüsseldatum darf aber sicher der 1.3.1919 angesehen werden, als es Ludwig Haberlandt gelang, durch Transplantation der Ovarien trächtiger Tiere auf fertile Tiere zeitweilige Unfruchtbarkeit zu erzeugen. Haberlandt selbst zog aus den Ergebnissen seiner Versuche den Schluss, man solle diese Art der Kontrazeption mit Hilfe parenteraler Injektionen oder durch orale Gabe von Ovarialextrakten bei Frauen anwenden. Um dieses Konzept in abgewandelter Form in die

Praxis umzusetzen, bedurfte es allerdings der Isolierung und Strukturaufklärung der Estrogene durch Butenandt und Marrian (1932) sowie des Progesterons durch Allen, Butenandt und Wettstein im Jahre 1934 (Kuhl, 1995). Erst danach wurde es möglich, nachzuweisen, dass die ovariellen Steroidhormone und ihre Derivate die Ovulation durch Beeinflussung der Hypophysenfunktion zu hemmen vermögen (Kuhl, 1995).

Die Arbeiten von Makepiece (1937) und Astwood & Fevold (1939) zeigten, dass eine Ovulationshemmung durch Progesteron möglich ist. Auch Bickenbach und Paulikovics konnten 1944 bei einer Frau die Ovulation durch tägliche Injektion von 20 mg Progesteron unterdrücken. Aufgrund fehlender Verfügbarkeit oral wirksamer Präparate wurden diese Ergebnisse allerdings zunächst nicht weiter verfolgt. Erst Anfang der fünfziger Jahre griffen Gregory Pincus und eine Reihe weiterer Wissenschaftler diese Untersuchungen wieder auf. In den ersten Versuchsreihen zeigte sich, dass oral appliziertes Progesteron aufgrund der erforderlichen hohen Tagesdosis zu erheblichen Nebenwirkungen führt. Es wurde sehr bald klar, dass natürliches Progesteron für den gewünschten Zweck nicht geeignet war. Zur gleichen Zeit hatten Inhoffen und Hohlweg in Deutschland Ethinyltestosteron, Norethisteron und Norethynodrel entwickelt, d.h. synthetische Gestagene, die sich als außerordentlich wirksame Ovulationshemmer erwiesen (Inhoffen & Hohlweg, 1938). Es zeigte sich, dass bei alleiniger Gabe dieser synthetischen Gestagene die Ovulation zuverlässig unterdrückt wurde, allerdings kam es zu erheblichen Nebenwirkungen wie etwa Zwischenblutungen, so dass in weiterer Folge Versuche mit Kombinationen aus einem Gestagen und einem Estrogen durchgeführt wurden. Das erste verfügbare Kombinationspräparat trug den Namen Enovid®. Enovid® wurde zunächst in Südamerika in großen klinischen Studien getestet und kam anschließend als Kombinationspräparat mit 9,85 mg Norethynodrel und 150 µg Mestranol auf den europäischen Markt (Pincus et al., 1959).

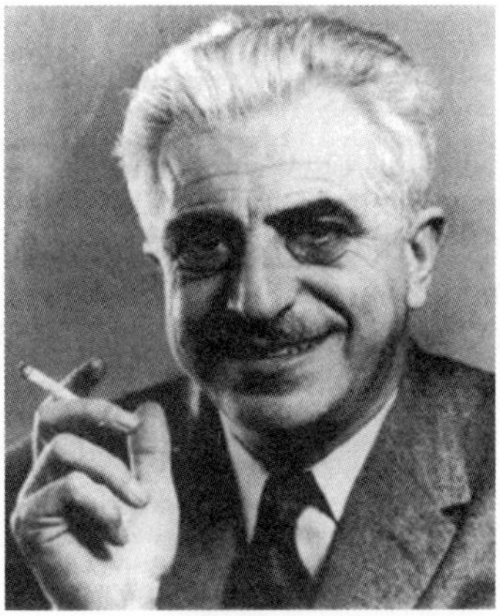

a

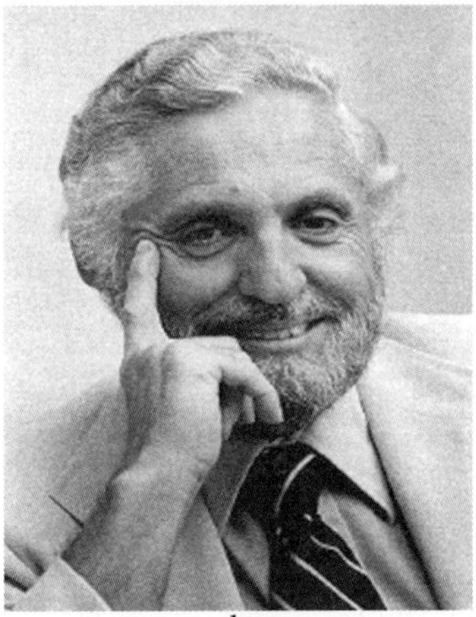

b

Abb. 1.2a+b: Gregory Pincus (a) und Carl Djerassi (b).

Die Entwicklung der letzten Jahrzehnte hat vor allem dazu geführt, dass heute hormonale Kontrazeptiva mit niedrigeren Dosen bei gleicher oder sogar besserer Wirksamkeit und mit geringeren Nebenwirkungen zur Verfügung stehen. Darüber hinaus wurden verschiedene Applikationsformen entwickelt, die es erlauben, Frauen eine individualisierte Therapie anzubieten. Bei der Vielzahl der heute verfügbaren Präparate kann letztlich jeder Frau ein hormonales Kontrazeptivum angeboten werden, das auf ihre individuellen Bedürfnisse und die jeweilige familiäre und persönliche Situation zugeschnitten ist.

Das vorliegende Buch stellt den aktuellen Kenntnisstand zur hormonalen Kontrazeption in kompakter Form dar. Es wurde bewusst darauf verzichtet, die nicht-hormonalen kontrazeptiven Methoden zu besprechen. Auch in diesem Bereich hat es in den letzten Jahren viele neue Entwicklungen gegeben. Zur detaillierten Darstellung dieser Methoden sei auf die weiterführende Literatur verwiesen.

Regulation der Ovarialfunktion

2. Regulation der Ovarialfunktion

2.1. Einleitung

Das Verständnis hormonaler kontrazeptiver Methoden ist nur bei Kenntnis der physiologischen Grundlagen der Fortpflanzung möglich. Aus diesem Grund sollen im folgenden Kapitel die wichtigsten Zusammenhänge der Ovarialfunktion sowie die entscheidenden Schritte der Konzeption kurz zusammengefasst werden.

2.2. Anatomische Grundlagen

Die Ovarien sind paarig angelegte, neben dem Uterus gelegene mandelförmige Organe mit einer Größe von etwa 3 x 2 x 1 cm. Sie befinden sich an der Rückseite der Plica lata und stehen mit dem Uterus über das Ligamentum ovarii proprium in Verbindung. Das Ligamentum ovarii proprium führt Gefäße, die aus dem aufsteigenden Ast der Arteria uterina stammen. Die Hauptgefäßversorgung des Ovars erfolgt jedoch über die aus der Aorta stammende und durch das Ligamentum suspensorium ovarii verlaufende Arteria ovarica. Der Abfluss aus dem Ovar erfolgt im wesentlichen über die Vena ovarica, die ebenfalls im Ligamentum suspensorium ovarii verläuft.

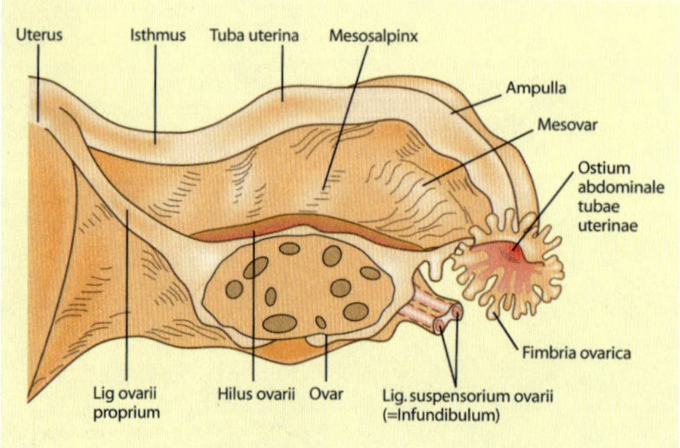

Abb. 2.1: Dorsalansicht der rechten Adnexe.

Zu Beginn der Pubertät lassen sich im Ovar ca. 400.000 Primordialfollikel und einzelne Follikel aller Reifegrade nachweisen. Die in den Primordialfollikeln enthaltenen Oozyten sind während der Embryonalentwicklung aus extragenitalen Strukturen des Coelomepithels in das Stroma der primär bipotent angelegten Gonaden als Oogonien eingewandert und teilen sich zunächst mitotisch weiter. Die Entwicklung des Primordialfollikels zum Primärfollikel ist durch die Ausbildung einer Basalmembran gekennzeichnet. Die Keimzellen in den Primärfollikeln verharren im Diplotaen-Stadium, also mit einem noch diploiden Chromosomensatz bis zur Ovulation. Das bedeutet, dass die zweite Reifeteilung der weiblichen Keimzelle erst kurz vor der Vereinigung von Ei und Samenzelle abgeschlossen wird.

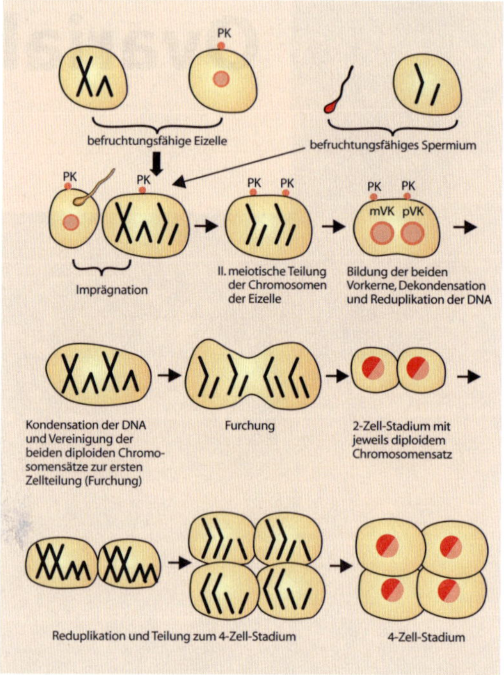

Abb. 2.2: Schematische Darstellung der Befruchtung und der ersten Zellteilungen. PK = Polkörperchen, VK= Vorkern, m = maternal, p = paternal.

Im reifen Ovar lassen sich verschiedene morphologische Zonen abgrenzen:

- Rindenzone
- Markzone
- Hiluszone

Die Primordialfollikel finden sich überwiegend in der Ovarialrinde. Der **Primordialfollikel** besteht aus einer Oozyte umgeben von einer Schicht aus abgeflachten Granulosazellen, die wiederum von Thekazellen umgeben sind. Granulosazellen und

Thekazellen werden durch eine Basalmembran getrennt. Der **Primärfollikel** unterscheidet sich vom Primordialfollikel durch eine Vergrößerung der Oozyte, die von einer Basalmembran und kubisch aufgebauten Granulosazellen umgeben ist.

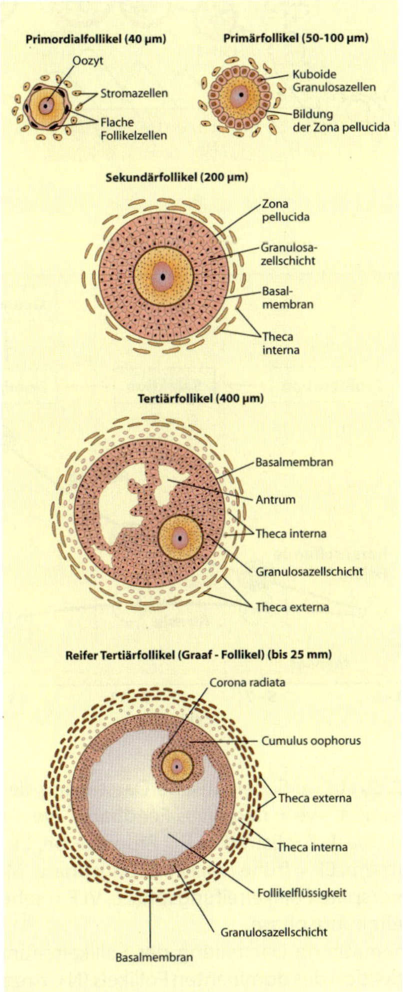

Abb. 2.3: Stadien der Follikelentwicklung mit Angabe des jeweiligen Follikeldurchmessers.

2.3. Parakrine und autokrine Regulation

Die zyklische Ovarialfunktion, mit Follikelreifung, Ovulation, Corpus luteum-Bildung und Luteolyse wird sowohl durch das Hypothalamus-Hypophysen-System als auch durch intraovarielle Mechanismen gesteuert. Hypothalamus, Hypophyse und Ovar stehen dabei in einer dynamischen Interaktion. In den Kernarealen des Hypothalamus werden Gonadotropin Releasing Hormone (GnRH) gebildet, die über das hypophysäre Pfortadersystem zur Adenohypophyse gelangen. GnRH bindet dort an spezifische Rezeptoren und induziert die Expression und Sekretion von Luteinisierendem Hormon (LH) und Follikelstimulierendem Hormon (FSH). Die Ausschüttung der Gonadotropine ist somit GnRH-abhängig und erfolgt pulsartig etwa alle 90 Minuten (Lanzone et al.,1996).

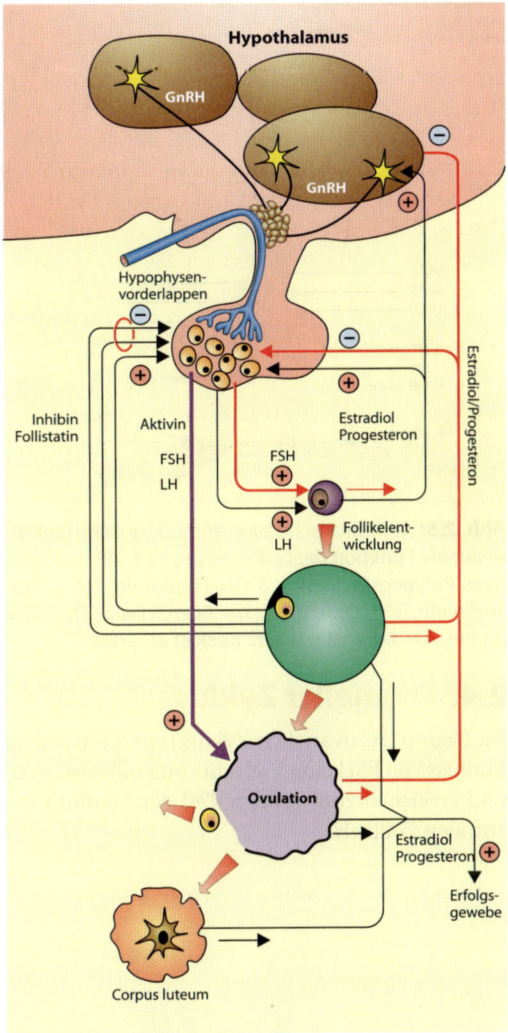

Abb. 2.4: Interaktion zwischen Hypothalamus, Hypophyse und Ovar. Darstellung der negativen und positiven Rückkopplungsmechanismen.

Bis heute ist nicht genau geklärt, wie die pulsatile GnRH-Ausschüttung reguliert wird. Neben den Sexualsteroiden, die regulatorisch die Funktion der GnRH-produzierenden Nervenzellen beeinflussen, sind Katecholamine und endogene Opiate in die Regulation der GnRH-Sekretion eingebunden.

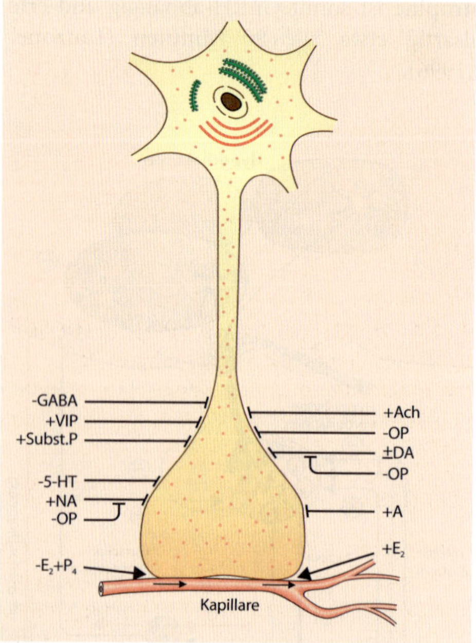

Abb. 2.5: Inhibitorische bzw. stimulatorische Einflüsse auf die Funktion der GnRH-Neuronen. VIP = vasoaktives Polypeptid, 5-HT = 5 OH-Tryptamin, NA = Noradrenalin, OP = Opioide, Ach = Acetylcholin, DA = Dopamin, A = Adrenalin (nach: Keck et al., 2002).

2.4. Ovarieller Zyklus

Zu Beginn des ovariellen Zyklus reifen unter dem Einfluss von FSH eine Vielzahl von Follikeln heran und erreichen zum großen Teil das Stadium des antralen Follikels.

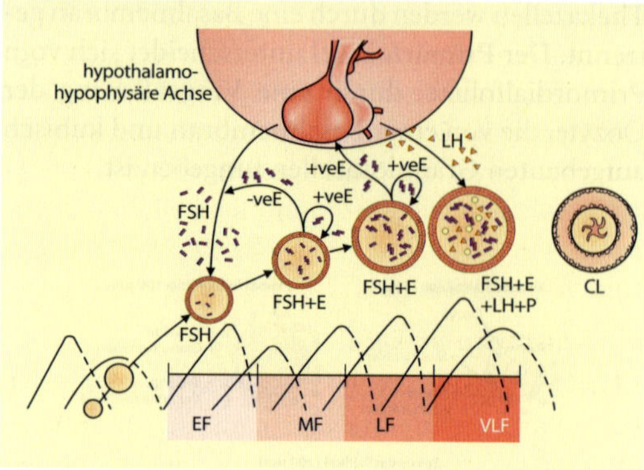

a

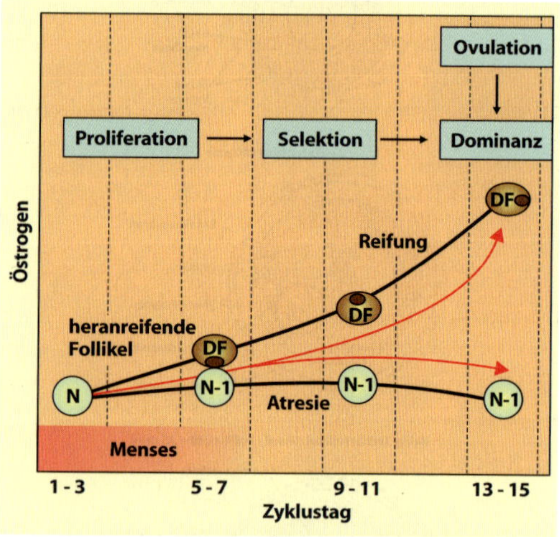

b

Abb. 2.6a+b: a: Schematische Darstellung der Follikelselektion. –ve = negatives Feedback, +ve = positives Feedback. E = Estradiol, P = Progesteron, CL = Corpus luteum, EF = frühe Follikelreifungsphase. MF/LF = mittlere/späte Follikelreifungsphase, VLF = sehr späte Follikelreifungsphase.
b: Schematische Darstellung der Follikelreifung und der Selektion des dominanten Follikels (N = Anzahl reifender Follikel) (nach: Keck et al., 2002).

Aus dieser Kohorte heranreifender Follikel erreicht normalerweise nur ein einziger das Stadium der Dominanz. Die Mechanismen, die zur Selektion des dominanten Follikels führen, sind nicht bekannt. Es wird vermutet, dass vor allem hohe intrafollikuläre Estradiol (E_2)-Spiegel durch Steigerung der FSH-Sensitivität - trotz absinkender FSH-Spiegel - einen Selektionsvorteil darstellen. Etwa 6 Tage vor der Ovulation erfolgt die Selektion des dominanten Follikels. Die übrigen Follikel der

Kohorte gehen durch Atresie zugrunde. Der dominante Follikel entwickelt sich weiter zum sogenannten Graafschen Follikel. Morphologisch ist der Graafsche Follikel durch eine zystische Struktur von etwa 2 cm Durchmesser und durch eine mehrreihige avaskuläre Granulosazellschicht charakterisiert. Die Granulosazellen bilden den Cumulus oophorus, der die Eizelle umgibt.

Apoptose im Ovar

Man kann davon ausgehen, dass weniger als 1 % aller Follikel das Stadium des Graafschen Follikels erreicht, während 99 % der Follikel durch Apoptose zugrunde gehen. Der programmierte Zelltod entspricht einem Energie-verbrauchenden Prozess, der mit einer Degradation der DNA einhergeht. Die Apoptose wird durch Aktivierung kalziumabhängiger Endonukleasen eingeleitet und durch Phagozytose beendet. Für das Überleben eines Follikels sind neben einem ausreichenden FSH-Spiegel auch Wachstumfaktoren wie Epidermal Growth Factor (EGF), Transforming Growth Factor-β (TGF-β), Basic Fibroblast Growth Factor (bFGF), Insulin like Growth Factor (IGF)-1 und Estrogene bedeutsam. Der Apoptose verhindernde Effekt der Wachstumsfaktoren EGF, TGF-β oder bFGF wird vermutlich über eine Tyrosin-Kinase vermittelt.

Reifung der Oozyten

Solange sich die Oozyte innerhalb des Follikels befindet, weist sie einen diploiden Chromosomensatz auf, die Reifeteilung (Meiose) ist also noch nicht abgeschlossen. Die zweite Reifeteilung wird erst unmittelbar nach Freigabe der Eizelle aus dem Follikel initiiert und abgeschlossen. Die Arretierung der Eizelle im diploiden Stadium gelingt durch intrafollikuläre Substanzen, die die Meiose verhindern. Hierzu gehört der Oocyte Maturation Inhibitor (OMI), ein Produkt der Granulosazellen. Dabei handelt es sich um ein Polypeptid mit einem Molekulargewicht von ca. 2 kDa. Die genaue chemische Struktur des OMI ist nicht vollständig bekannt. Ebenso ist unklar, ob Substanzen wie Inhibin, Aktivin und die verschiedenen Wachstumfaktoren den Reifeprozess der Oozyte bis zum Zeitpunkt der LH-induzierten Ovulation verhindern.

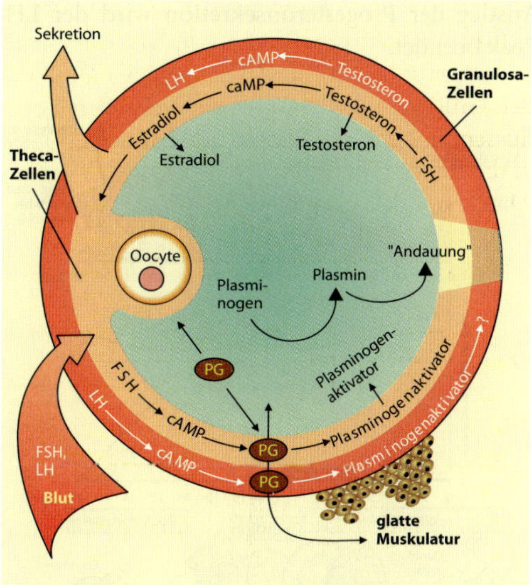

Abb. 2.7: Strukturelle Veränderungen des Follikels in der prä- und periovulatorischen Phase. OMI = Oozytenreifungsinhibitor, LI = Luteinisierungsinhibitor, PG = Prostaglandin PA = Plasminogenaktivator, PB = Polkörperchen.

Ovulation

Präovulatorisch beginnt der dominante Follikel auf den Granulosazellen LH-Rezeptoren zu exprimieren. Dieser Vorgang ist FSH-abhängig. Gleichzeitig kommt es zu einer zunehmenden Estradiolsekretion, die in der Hypophyse eine Zunahme der Synthese und Speicherung von LH bewirkt. Durch einen positiven Feed back-Mechanismus kommt es zum LH-Peak. Das mittlere Intervall zwischen der maximalen Estrogenproduktion des Graafschen Follikels und der maximalen LH-Ausschüttung aus dem Hypophysenvorderlappen beträgt etwa 24 Stunden. Die Ovulation erfolgt durchschnittlich 8-10 Stunden später. Zur Zyklusmitte beträgt die physiologische Estradiol-Serumkonzentration ca. 250 pg/ml.

Bereits vor dem eigentlichen LH-Peak kommt es in der späten Follikelphase zu einem Anstieg der LH-Serumkonzentration, der zu einer Stimulation der Androgenproduktion in den Thekazellen führt. Möglicherweise wird hierdurch die Estradiolsekretion der Granulosazellen zusätzlich gesteigert. Durch die ansteigenden LH- und FSH-Spiegel beginnt bereits vor der Ovulation die Luteinisierung der Granulosazellen, erkennbar an der beginnenden Progesteronsynthese. Durch einen weiteren

Anstieg der Progesteronsekretion wird der LH-Peak beendet.

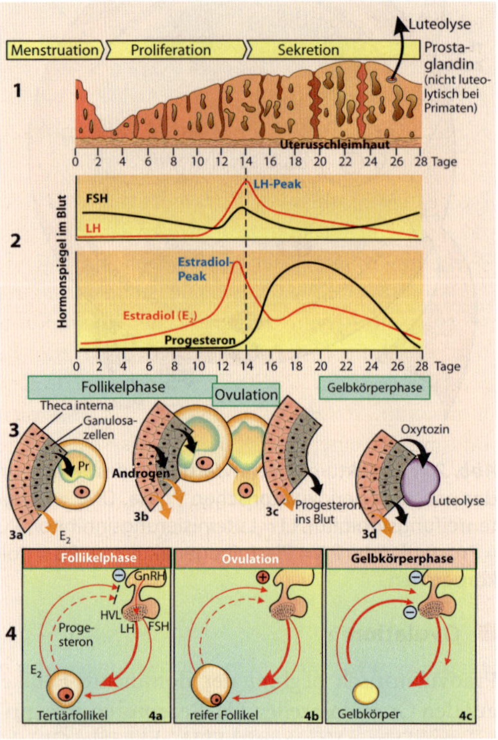

Abb. 2.8: Morphologische und endokrinologische Veränderungen während der verschiedenen Zyklusphasen.

Corpus luteum

Unmittelbar nach der Ovulation entwickelt sich aus dem rupturierten Follikel das Corpus luteum. Wichtigstes morphologisches Kennzeichen des Corpus luteum ist die ausgeprägte Vaskularisation der zuvor avaskulären Granulosazellen. Mit dem Anschluss an das Gefäßsystem und der Expression von Low Density Lipoprotein (LDL)-Rezeptoren sind nunmehr die Granulosazellen in der Lage, das aus der Peripherie angebotene Cholesterin aufzunehmen und für die Progesteron-Biosynthese zu verwerten. Die Progesteron-Serumwerte erreichen 6-8 Tage nach der Ovulation ein Maximum und betragen dann ca. 15 ng/ml.

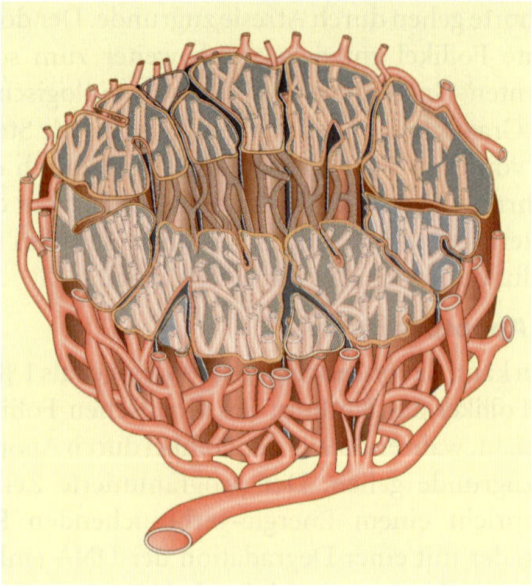

Abb. 2.9: Darstellung der Vaskularisation des Corpus luteum kurze Zeit nach der Ovulation: Kapillaren penetrieren die einzelnen Lobuli, die durch feines Bindegewebe voneinander getrennt sind.

Corpus luteum graviditatis

Im Falle einer Schwangerschaft kommt es unter dem Einfluss von humanem Choriongonadotropin (hCG) zur Bildung des Corpus luteum graviditatis. Das hCG-Molekül ist dem LH verwandt, die α-Untereinheiten sind identisch, die β-Untereinheit des hCG verfügt über 26 zusätzliche Aminosäuren. Das endokrine Hauptprodukt des Corpus luteum ist das Progesteron. Darüber hinaus ist das Corpus luteum auch in der Lage, in gewissem Umfang Estradiol zu sezernieren.

Sekretionsleistung des Corpus luteum und Luteolyse

Bleibt die Konzeption aus, so geht das Corpus luteum nach etwa 14 Tagen durch Luteolyse zugrunde. An dem Vorgang der Luteolyse sind neben Eicosanoiden Cytokine und Wachstumsfaktoren, wie z.B. TNF-β beteiligt. Möglicherweise spielt auch das GnRH für den Untergang des Corpus luteum eine Rolle. Als Hauptquelle für die an der Luteolyse beteiligten Mediatoren werden Makrophagen angesehen, die in das Corpus luteum einwandern. Die chemotaktischen Signale, die die Makrophageninvasion regulieren, sind bisher unbekannt. Morphologisch geht die Luteolyse mit einem Zerfall des Kapillarnetzes einher. Die Regression des Corpus luteum endet mit der Ausbildung einer bindegewebigen Narbe, dem Corpus albicans.

2.5. Endometrium

Das Endometrium stellt eines der wichtigsten Erfolgsorgane für Sexualsteroide dar. Das Endometrium gehört zu den am schnellsten wachsenden Geweben des menschlichen Körpers. Ausgehend von einer Endometriumdicke von ca. 1 mm zu Zyklusbeginn, erreicht das Gewebe zur Zyklusmitte eine Dicke von 8-10 mm.

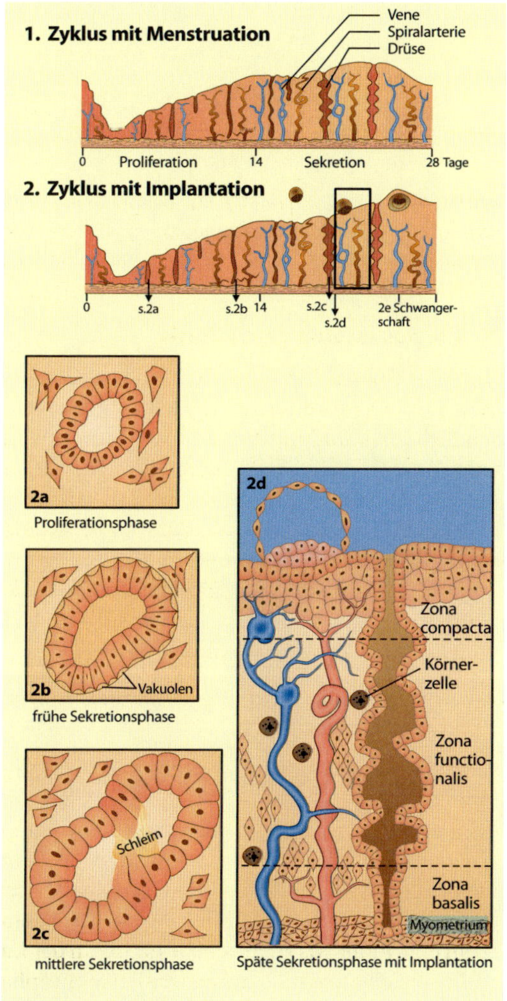

Abb. 2.10: Morphologie des Endometriums in den verschiedenen Zyklusphasen (1) und zum Zeitpunkt der Implantation (2a-2d).

Morphologisch können im Endometrium verschiedene Kompartimente und Zelltypen abgegrenzt werden:

- Oberflächenepithel
- Drüsenepithel
- endometriales Stroma
- Bindegewebe mit Fibroblasten, Makrophagen und anderen zellulären Anteilen

Unter dem Einfluss von Estradiol kommt es zu einer massiven Proliferation, die zu einer entsprechenden Zunahme der mitotischen Aktivität der endometrialen Zellen führt. Die für die Lutealphase charakteristische sekretorische Umwandlung wird durch Progesteron stimuliert. Es kommt bereits in der ersten Woche der Lutealphase zu einer Umwandlung des Drüsenepithels mit Vakuolenbildung und einer Zunahme der Glykogenspeicherung und Drüsensekretion. Damit werden die Voraussetzungen für die Implantation der Blastozyste geschaffen. Bleibt die Befruchtung aus, wird das sekretorisch umgewandelte Endometrium mit der Menstruation abgestoßen.

Die proliferierende Wirkung von Estradiol auf das Endometrium wird über intrazytoplasmatische Rezeptoren vermittelt. Nach Bindung des Estradiol-Hormon-Rezeptor-Komplexes an die DNA kann über die Wirkung dieses Komplexes als Transkriptionsfaktor und eine Transkription und Translation entsprechender Gene die spezifische biologische Botschaft umgesetzt werden. Die so entstehenden Proteine sind beispielsweise wiederum Estrogen-Rezeptoren und Progesteron-Rezeptoren. Darüber hinaus bewirkt diese Kaskade auch die Synthese verschiedener Wachstumsfaktoren, die über auto-und parakrine Mechanismen die Proliferation des Endometriums weiter stimulieren. Estradiol bewirkt also die Induktion seines eigenen Rezeptors und die Expression von Progesteron-Rezeptoren. Damit wird das Endometrium sensitiv für Progesteron (O'Malley et al.,1991).

Fertilisation und Implantation

3. Fertilisation und Implantation

3.1. Spermientransport

Der Spermientransport im männlichen Genitaltrakt erfolgt zunächst passiv. Spermien erlangen erst während der Passage durch den Nebenhoden ihre Eigenmotilität. Nach der Ejakulation erfolgt der Spermientransport durch eine Kombination aus aktiver und passiver Beweglichkeit. Das saure Scheidenmilieu (pH 3,5-5,5) wird durch das Seminalplasma alkalisiert. Die Spermien gelangen wenige Minuten nach der Ejakulation in die Zervix und durchdringen mit einer Geschwindigkeit von 2-3 mm pro Minute den Zervixschleim. Zusätzlich kommt es durch uterine Kontraktionen mit Druck- und Sogwirkung zu einem passiven Spermientransport. Dies erklärt, weshalb bereits wenige Minuten nach dem Geschlechtsverkehr motile Spermien in den Tuben nachweisbar sind.

Die Zervix hat auch eine Speicherfunktion für Spermien. So werden motile Spermien bis zu 3 Tagen in den Zervixkrypten zurückgehalten und nach und nach freigesetzt. Avitale Spermien werden noch in der Zervix ausgesondert und phagozytiert. Unter optimalen Bedingungen können die Spermien in den Zervixkrypten bis zu 5 Tagen überleben. Die Penetrationsfähigkeit des Zervikalmukus ist zyklus- und damit hormonabhängig. Vor dem 9. Zyklustag und bereits wieder 2-3 Tage nach der Ovulation ist eine Penetration des Mukus durch die Spermien nicht (mehr) möglich. Die Passage der Spermien durch das Cavum uteri erfolgt verhältnismäßig rasch. Der uterotubare Übergang stellt allerdings für die Spermien eine weitere Barriere dar. Der Spermientransport in der Tube erfolgt gegenläufig zum Eizelltransport und wird zum Teil durch aktive Beweglichkeit, aber auch durch die Tubenkontraktionen gesteuert. So gelangen im Regelfall auch immer Spermien durch die Tube in die freie Bauchhöhle. Bereits wenige Stunden nach dem Geschlechtsverkehr lassen sich üblicherweise Spermien im Douglas-Sekret nachweisen.

3.2. Kapazitation

Unter Kapazitation verstehen wir die Destabilisierung der Plasmazellmembran des Spermienkopfes. Während ihrer Wanderung durch den weiblichen Genitaltrakt kapazitieren die Spermien. Dies geschieht vor allem durch Cholesterinentzug. Darüber hinaus kommt es durch Progesteronwirkung auf die Spermien zu einem massiven Kalziumeinstrom, der zu einer Veränderung des Spermienbewegungsmusters führt. Die Spermien werden in einen hyperaktiven Bewegungszustand versetzt. Dies erleichtert das Durchdringen der Zona pellucida und bereitet die sogenannte Akrosomreaktion vor. Die Akrosomreaktion wird physiologischerweise beim Kontakt des Spermiums mit der Zona pellucida ausgelöst. Es kommt zur Fusion der äußeren Akrosommembran und der Plasmamembran mit konsekutiver Freisetzung von Hyaluronidase und Acrosin. Hyaluronidase und Acrosin besitzen lytische Wirkungen und erleichtern damit wiederum die Penetration der Zona pellucida.

3.3. Fertilisation

Nach der Ovulation wird die Eizelle vom Fimbrientrichter der Tube aufgefangen und durch uteruswärts gerichtete Kontraktionen durch die Tube transportiert. Auf ihrem Weg durch die Tube werden die die Eizelle umgebenden Granulosazellen des Cumulus oophorus weitgehend abgelöst. Es verbleibt die Zona pellucida, eine Glykoproteinschicht von 3-15 µm Dicke. Sobald das Spermium durch Kontakt mit der Zona pellucida die Akrosomreaktion durchlaufen hat, gelangt es in den perivitellinen Raum, bindet und fusioniert mit der Eizellmembran und wird anschließend inkorporiert. Bei diesem Vorgang setzt die Eizelle subkortikal gelegene Granula frei, deren Inhalt nachfolgende Spermien inaktiviert und die Zona pellucida für neu ankommende Spermien impermeabel macht. Auf diese Weise wird eine Mehrfachbefruchtung der Eizelle verhindert.

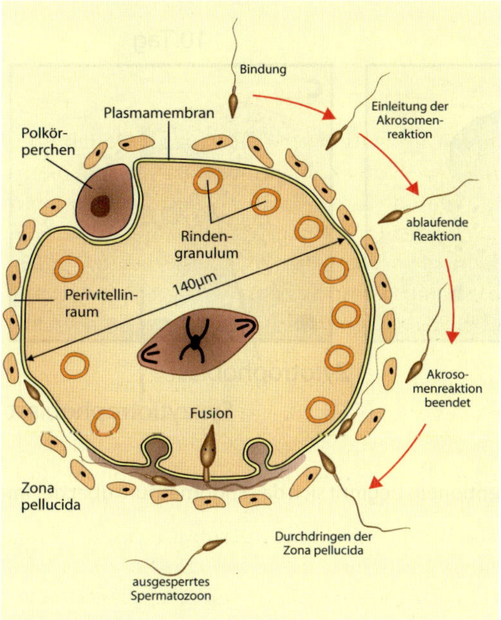

Abb. 3.1: Schematische Darstellung des Fertilisationsvorgangs.

Die Bindung eines Spermiums an die Zona pellucida ist relativ speziesspezifisch, daher gibt es nur wenige Tierarten, die untereinander gekreuzt werden können. Die bekanntesten Kreuzungen gelingen zwischen Pferd und Esel. Die Nachkommen aus einer solchen Kreuzung sind allerdings steril. Bei Katzenarten kommt es im Kreuzungsversuch *in vitro* – z.B. zwischen einer Hauskatze und einem Löwen – noch zu einer Fertilisation, der wenige Furchungsteilungen folgen, jedoch stirbt anschließend der Embryo ab. Auf dieser natürlichen Ebene wird die Bildung von fortpflanzungsfähigen Chimären effektiv verhindert.

Anatomisch betrachtet erfolgt die Fertilisation meist am isthmoampullären Übergang der Tube. Es kommt hier bereits zu den ersten Furchungsteilungen. In dieser frühen Entwicklungsphase ernährt sich der Embryo ausschließlich von Pyruvat und Laktat, Substanzen, die er aus dem uterinen Milieu bezieht. Die Differenzierung der Blastomeren erfolgt nach der dritten Furchungsteilung im Achtzellstadium. Der Transport des Embryos in den Uterus erfolgt meist im späten Morula- oder frühen Blastozystenstadium. Der Embryo erreicht frühestens am 4. Tag post conceptionem das Cavum uteri. Die Blastozyste lässt einen Embryoblasten erkennen, der von einem trophoblastären Zellkranz umgeben ist. Der Embryoblast löst sich schließlich aus der Zona pellucida, um sich im Endometrium zu implantieren.

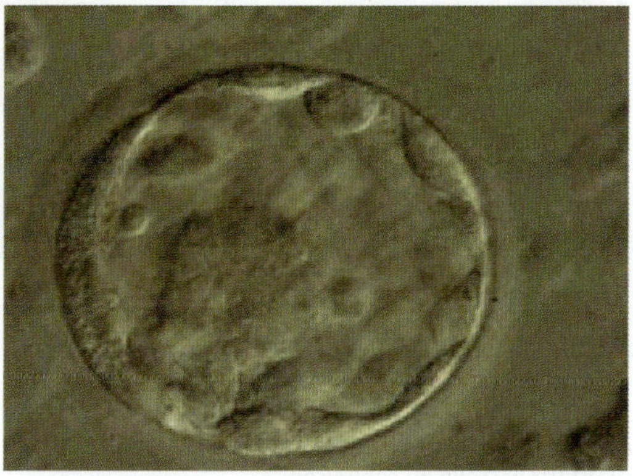

Abb. 3.2: Menschliche Blastozyste.

3.4. Zeitpunkt der Nidation

Die Implantation erfolgt typischerweise am 6. Tag post conceptionem (Variationsbreite 5,9-7,5 Tage). Nun können der Synzytiotrophoblast und der Zytotrophoblast differenziert werden. Der Synzytiotrophoblast wächst invasiv in das endometriale Stroma - die Dezidua ein. Dies führt zur Arrosion von Gefäßen. Am 12. postkonzeptionellen Tag schließt sich das Endometrium über der Implantationsstelle, damit ist die Einnistung in die Uteruswand abgeschlossen (Abb. 3.3). Die Invasion des Trophoblasten in das endometriale Stroma wird spezifisch reguliert, wobei insbesondere den Mechanismen eine Bedeutung zukommt, die die Trophoblastinvasion begrenzen. Offensichtlich spielt humanes Uteroglobin dabei eine Schlüsselrolle. Uteroglobin entfaltet an der Nidationsstelle zunächst einen antiinflammatorischen Effekt, indem es die Einwanderung von neutrophilen Granulozyten und Monozyten in das Nidationsbett verhindert. Es bindet jedoch auch an Trophoblastzellen und inhibiert so eine unkontrollierte Invasion.

3.5. Embryo-maternaler Dialog

Der menschliche Embryo ist ab dem Achtzellstadium in der Lage, eigene Stoffwechselleistungen zu vollbringen. Er produziert dann selbständig Wachstumsfaktoren, Interleukine und andere Zytokine, die den Nidationsvorgang im Sinne para-

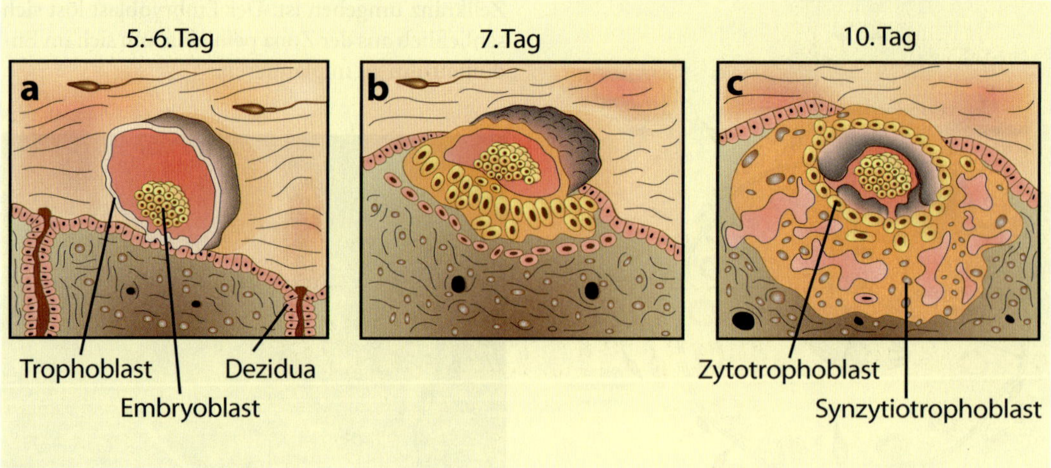

Abb. 3.3: Implantation des Embryos. Am 10. Tag post conceptionem beginnt sich das Endometrium über der Implantationsstelle zu schließen.

und autokriner Regulationsmechanismen steuern. Die mütterliche Immunabwehr muss insofern moduliert werden, als das semiallogene Transplantat "Embryo" nicht als fremd erkannt und daraufhin abgestoßen werden darf. Für die Regulation dieser komplexen immunologischen Vorgänge kommt dem Komplementsystem und dem Leukemia inhibitory factor (LIF) besondere Bedeutung zu. Es ist inzwischen bekannt, dass auch die Anheftung des Embryos an die deziduale Oberfläche durch lokale Prozesse gelenkt wird. Es müssen spezielle Proteine der Extrazellulärmatrix exprimiert und sezerniert werden, insbesondere scheint onkofetales Fibronectin hier bedeutsam zu sein.

Der Implantationsvorgang und die oben genannten Prozesse sind genetisch determiniert. Hierzu bedarf es einer exakten Abstimmung von paternalen und maternalen Genaktivierungen. So kann eine ausschließlich paternale Aktivierung zu einer Kopplungsstörung an humanes Uteroglobin und damit zu einer ungehinderten Trophoblastinvasion führen. Darüber hinaus spielt die im Embryo vorhandene Chromosomenzahl eine entscheidende Rolle. Aneuploide Embryonen können sich meist bis zum frühen Morulastadium entwickeln, sterben dann allerdings ab. Die Aneuploidierate steigt mit dem mütterlichen Alter an. Dies ist einer der Gründe für die altersabhängig abnehmende Fertilität der Frau.

Sexualsteroide

4. Sexualsteroide

Bei den Sexualsteroiden handelt es sich um Kohlenwasserstoffverbindungen mit lipophilem Charakter. Die Wasserlöslichkeit ist eher gering, reicht aber aus, um eine genügend hohe Konzentration im Blut zu gewährleisten. Die wichtigsten Gruppen von Sexualsteroiden sind

- Estrogene
- Gestagene
- Androgene

4.1. Estrogene

Bei den Estrogenen handelt es sich um eine Hormongruppe, die durch einen aromatischen Ring gekennzeichnet ist. Die wichtigsten Estrogene sind Estradiol, Estron und Estriol. Estriol besitzt nur etwa 10 % der estrogenen Potenz von Estradiol. Estrogene werden hauptsächlich im Ovar, genauer gesagt im Follikel gebildet. Darüber hinaus bildet die Nebennierenrinde Estrogene, allerdings in wesentlich geringerem Umfang. In der Peripherie können Estrogene durch Umwandlung anderer Steroide entstehen, dieser Mechanismus spielt vor allem im Fettgewebe und im zentralen Nervensystem eine Rolle.

Zu Beginn der Ära hormonaler Kontrazeptiva hat man versucht, natürliche Estrogene als Estrogenkomponente einzusetzen. Es hat sich allerdings gezeigt, dass dabei die Rate an Zwischenblutungen etwa doppelt so hoch ist, wie bei Verwendung des synthetischen Steroids Ethinylestradiol (EE). Daher kommt heute in hormonalen Kontrazeptiva fast ausschließlich EE zur Anwendung. Die Ursache für die hohe Rate an Zwischenblutungen liegt darin begründet, dass Estradiol unter Einfluss von Gestagenen innerhalb der Endometriumzellen rasch metabolisiert wird und dadurch am Endometrium keine ausreichende Estrogenwirkung gegeben ist.

EE unterscheidet sich von Estradiol durch eine Ethinylgruppe am C-Atom 17. Im Gegensatz zu Estradiol wird EE nach Resorption im Dünndarm nicht so schnell enzymatisch inaktiviert, sondern es erreicht rasch relativ hohe Serumspiegel und flutet vor allem während der ersten Leberpassage in hoher Konzentration in der Leber an. Der Metabolismus von EE beginnt mit der Oxidation der Ethinylgruppe durch eine Zytochrom P450-abhängige Monooxygenase. Es handelt sich hierbei um die geschwindigkeitsbestimmende Reaktion, wobei EE selbst diese Reaktion inhibiert. Das Substrat verlangsamt also seinen eigenen Abbau und ebenso den Abbau für die am C-Atom 17 alkylierten Gestagene vom Nortestosteron-Typ. Dies kann für bestimmte Substanzen zu einer Akkumulation führen, die bei der klinischen Anwendung beachtet werden muss.

Die Wirkung von EE unterscheidet sich qualitativ nicht von der des Estradiols. Auch die Affinität zum Rezeptor ist vergleichbar. Damit stimuliert EE das Wachstum aller estrogenabhängiger Gewebe (Endometrium-, Vaginal- und Tubenepithel, Myometrium, etc.). EE wirkt gefäßdilatatorisch und induziert die Synthese von Estrogen- und Progesteronrezeptoren. Es konnte gezeigt werden, dass EE und andere Estrogene nicht auf alle Gewebe streng dosisabhängig wirken. So kann es z.B. am Endometrium ab einer bestimmten maximalen Estrogendosis zu einer Proliferationshemmung und dadurch zu einer Abnahme des biologischen Effektes kommen.

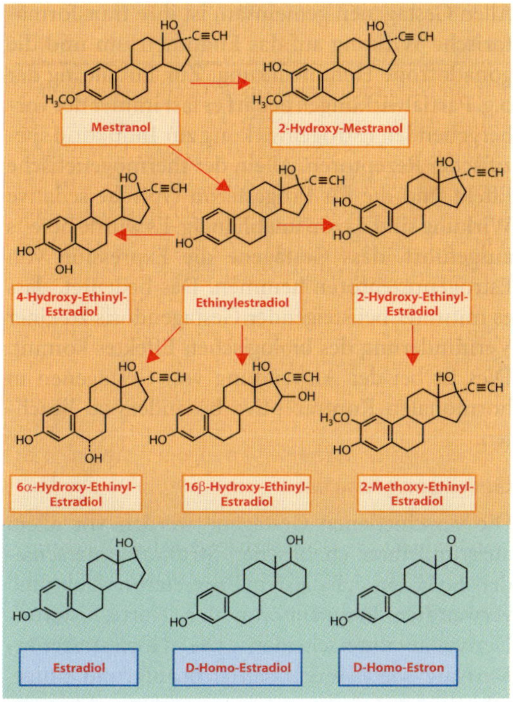

Abb. 4.1: Metabolismus von Ethinylestradiol und Mestranol.

Pharmakokinetik

Nach oraler Aufnahme wird EE rasch im Dünndarm resorbiert. Bereits zu diesem Zeitpunkt wird die Substanz in Konjugate, bzw. Metabolite überführt. Diese Konjugate bilden ein Reservoir für das im Serum befindliche EE. Ein Teil des EE wird – wie oben beschrieben – bei der ersten Leberpassage metabolisiert. Maximale Serumspiegel in Form von EE-Sulfat sind bereits 1-2 Stunden nach Aufnahme zu erwarten (Abb. 4.2). Der größte Teil des EE liegt an Albumin gebunden vor, nur ca. 1-2 % des EE liegt in freier Form vor. Geringe Mengen werden auch an sexualhormonbindendes Globulin (SHBG) und Transcortin (CBG) gebunden. Es wurde bereits ausgeführt, dass EE seinen eigenen Abbau hemmt. Daher kommt es zu einer Kumulation innerhalb der ersten Einnahmetage (1.-10. Einnahmetag), bevor ein Gleichgewichtszustand erreicht wird.

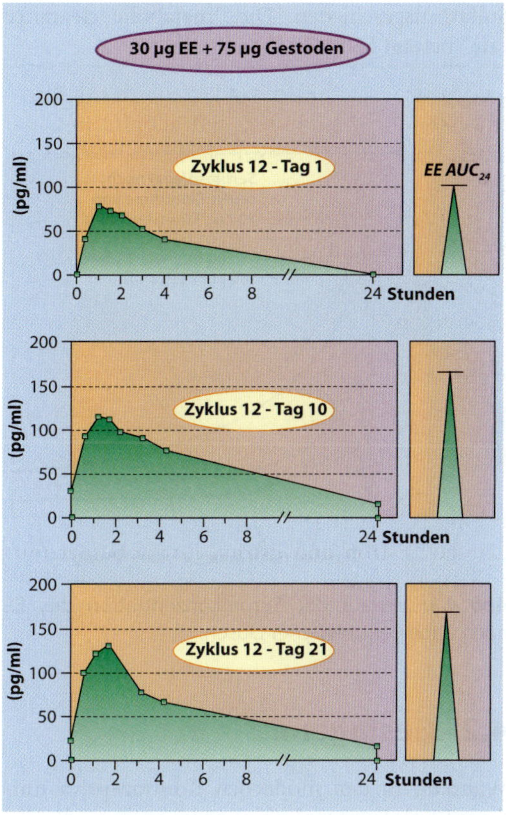

Abb. 4.2: Zunahme der Serumkonzentrationen des Ethinylestradiols im Verlauf des 12. Einnahmezyklus.

Die Bestimmung der EE-Serumspiegel unterliegt starken Schwankungen. So gibt es beträchtliche intra- und interindividuelle Unterschiede. Diese lassen sich nicht mit den sonst üblichen Variablen wie z.B. Körpergröße, Körpergewicht, etc. erklären, sondern scheinen eher von ethnischen und diätetischen Aspekten abhängig zu sein. Darüber hinaus kann die eventuelle Einnahme anderer am C-Atom 17 alkylierter Steroide eine Rolle spielen, die den EE-Metabolismus verlangsamen. Auch die lipophilen Eigenschaften des EE und die dadurch gegebene Speicherung im Fettgewebe müssen in diesem Zusammenhang beachtet werden. Aufgrund dieser Zusammenhänge wird verständlich, weshalb bei manchen Frauen mit regelmäßiger Einnahme von 30 µg EE höhere Serumspiegel nachgewiesen werden können als bei anderen Frauen mit täglicher Einnahme von 50 µg EE. Die Ausscheidung von EE erfolgt sowohl über den Urin (60 %), als auch mit der Galle (40 %). Im Urin wird die Substanz als Glukuronid, in der Galle als

Sulfat ausgeschieden. Die “metabolic clearance rate” beträgt 630 ± 30 l/ Tag/m^2.

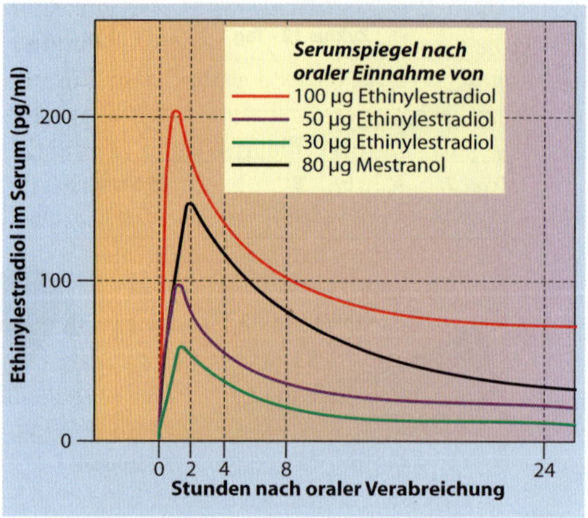

Abb. 4.3: Verlauf der Serumkonzentration des EE nach Gabe verschiedener Dosen.

4.2. Gestagene

Während in den modernen Kontrazeptiva uniform EE als Estrogenkomponente angewandt wird und sich die einzelnen Präparate allenfalls hinsichtlich der Dosis von EE unterscheiden, lassen sich in Bezug auf die Auswahl des Gestagens verschiedene Gruppen definieren.

Die physiologische Bedeutung und Wirkung der Gestagene liegt in der sekretorischen Umwandlung des Endometriums und im Erhalt der Schwangerschaft. Die Rolle der Gestagene bei der hormonalen Kontrazeption besteht in der Ovulationshemmung. Darüber hinaus haben die Gestagene auch eine Reihe von Partialwirkungen, denen mitunter bei der Verschreibung der “Pille” eine ebenso wichtige Bedeutung zukommt. Folgende Partialwirkungen sind von besonderer Bedeutung:

- antiestrogen
- estrogen/antiandrogen
- androgen/glukokortikoid
- antiglukokortikoid
- antimineralokortikoid

Allen Gestagenen gemeinsam ist ihre transformatorische Wirkung auf das Endometrium und die gonadotrope Hemmwirkung. Zur Entfaltung der o.g. Partialwirkungen bedarf es fast immer der vorhergehenden Estrogenwirkung zur Induktion spezifischer Rezeptoren. Allein der thermogenetische Effekt und die für Progesteron typische sedative Wirkung sind davon unabhängig. Es wurde bereits ausgeführt, dass Gestagene die Expression von Estrogenrezeptoren hemmen. Das bedeutet, dass es mitunter bei steigender Gestagendosis zu einer Verminderung des biologischen Effektes kommt. Dies ist bei der Anwendung von Gestagenen in hormonalen Kontrazeptiva besonders zu beachten.

Gestagengruppen

Die verschiedenen Gestagene werden vor allem aufgrund ihrer chemischen Struktur unterschieden. So lassen sich die dem Progesteron strukturell verwandten Pregnane von den Nortestosteron-Derivaten unterscheiden. Die Nortestosteron-Derivate wiederum lassen sich aufgrund unterschiedlicher Substituenten am C-Atom 13 in die 13-Methyl- und 13-Ethylgonane unterteilen. Die Progesteronderivate zeichnen sich vor allem dadurch aus, dass sie keine androgene Partialwirkung haben, sondern - im Gegenteil - eine zum Teil ausgeprägte antiandrogene Wirkung aufweisen. Im Gegensatz dazu zeigen die Nortestosteron-Derivate keinerlei antiandrogene, sondern eher androgene Partialwirkung. Eine Ausnahme bildet das 13-Methylgonan Dienogest. Es zeigt sowohl eine antiandrogene, als auch eine progesteronartige Partialwirkung.

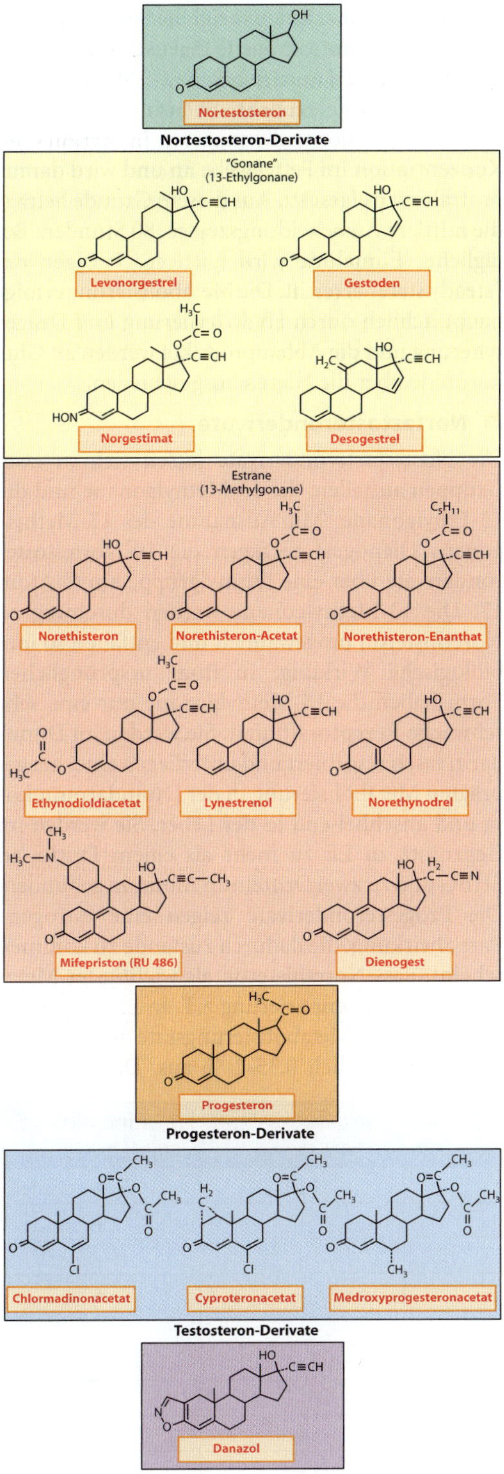

Abb. 4.4: Strukturformel der verschiedenen Gestagengruppen.

Bewertung verschiedener Gestagengruppen

Bei den Diskussionen über die Vor- und Nachteile verschiedener Gestagene wird oftmals vergessen, dass gerade die Partialwirkungen der einzelnen Substanzen neben der eigentlichen ovulationshemmenden Wirkung bedeutsam sein können und dass es z.T. gerade diese Partialwirkungen sind, die zur Verschreibung des einen oder anderen Präparates führen. Man kann also keinesfalls sagen, dass eine bestimmte Gruppe von Gestagenen aufgrund ihrer strukturellen oder chemischen Eigenschaften prinzipiell als "günstig" oder "ungünstig" zu bewerten ist. Hierzu muss das gesamte Wirkspektrum der jeweiligen Substanz sorgfältig beachtet werden. Ebenso darf nicht unterstellt werden, dass Präparate der sogenannten 3. Generation prinzipiell besser sind als Präparate der sog. 1. oder 2. Generation, nur weil es sich bei den Präparaten der 3. Generation um die neueren Substanzen - gemessen am Tag der Zulassung - handelt. Die wichtigsten Vertreter der verschiedenen Gestagengruppen sollen im folgenden besprochen werden:

Pregnane

Die Gestagene der Pregnangruppe leiten sich vom Progesteron ab. Im Gegensatz zu den Nortestosteronderivaten besitzen sie allenfalls eine geringe bis gar keine Androgenwirkung und verfügen nicht über die 17β-Ethinylgruppe. Werden Pregnane in hoher Dosis gegeben, kommt es zu klinisch relevanten glukokortikoiden Partialwirkungen. Als wichtigste Vertreter der Pregnangruppe gelten Medroxyprogesteronacetat, Cyproteronacetat und Chlormadinonacetat.

Medroxyprogesteronacetat (MPA)

MPA hat eine relativ hohe Bindungsaffinität zum Glukokortikoid- und Aldosteronrezeptor, dennoch kommen glukokortikoide Wirkungen erst bei hoher Dosierung vor und antimineralokortikoide Wirkungen sind nicht bekannt. Im Gegensatz zu Cyproteronacetat und Chlormadinonacetat besitzt MPA keine antiandrogenen, sondern sogar geringe androgene Eigenschaften. Bei oraler Applikation unterliegt MPA keinem first pass-Effekt und ist damit zu nahezu 100 % bioverfügbar. Etwa 3 Stunden nach der Einnahme werden die maximalen Wirkspiegel erreicht. Bereits 3 Tage nach Beginn der Einnahme kommt es zur Ausbildung eines "steady state". Im Serum wird MPA zu fast 90 % an Albumin gebunden, die Affinität zu SHBG bzw. CBG ist gering. Der Abbau von MPA erfolgt vorwiegend durch Hydroxylierung. Von besonderer Bedeutung ist die Verabreichung als intramuskuläre Injektion in mikrokristalliner Suspension. Dabei kommt es aus einem "intramuskulären Depot" zu einer protrahierten Freisetzung, die über mehrere Monate einen gleichmässigen Wirkspiegel und eine zuverlässige Ovulationshemmung gewährleistet.

▶ Cyproteronacetat

Cyproteronacetat (CPA) ist das derzeit stärkste verfügbare antiandrogene Gestagen. Neben den antiandrogenen Eigenschaften kommen bei hoher Dosierung auch glukokortikoide Effekte zum Tragen. Nach oraler Applikation wird Cyproteronacetat rasch resorbiert und ist bei fehlendem First-Pass-Effekt zu nahezu 100 % bioverfügbar. Aufgrund der lipophilen Eigenschaften von CPA kommt es zu einer ausgeprägten Speicherung der Substanz im Fettgewebe, die hepatische Metabolisierung erfolgt eher langsam. Dadurch bedingt ist Cyproteronacetat für seine langandauernde Wirkung und lange Halbwertzeit bekannt. Insbesondere bei adipösen Frauen kann es bei täglicher Anwendung zu einem ausgeprägten Depoteffekt kommen, so dass die Entzugsblutung nach Absetzen der Behandlung stark verzögert eintritt. Die Ausscheidung von Cyproteronacetat erfolgt als Konjugat über die Galleflüssigkeit.

▶ Chlormadinonacetat

Die antiandrogene Potenz von Chlormadinonacetat lässt sich mit ca. 20-40 % im Vergleich zu CPA beziffern. Darüber hinaus zeigt die Substanz starke gestagene und antiestrogene Eigenschaften. Maximale Wirkspiegel werden bereits 2-3 Stunden nach oraler Einnahme erreicht. Ebenso wie CPA reichert sich Chlormadinonacetat in erheblicher Konzentration im Fettgewebe an und wird daraus protrahiert freigesetzt. Aus diesem Grunde beträgt die mittlere Ausscheidungszeit ca. 80 Stunden. Bei täglicher Einnahme wird nach ca. 7 Tagen ein "steady state" erreicht. Die Metabolisierung erfolgt hauptsächlich durch Hydroxylierung und Deacetylierung und die Abbauprodukte werden als Glukuronide über die Nieren ausgeschieden.

■ Nortestosteronderivate

Die Nortestosteronderivate lassen sich in zwei Gruppen aufteilen: die 13-Methylgonane und die 13-Ethylgonane. Mit Ausnahme des 13-Methylgonans Dienogest verfügen die 19-Nortestosteronderivate über eine Ethinylgruppe am C-Atom 17. Die 13-Methylgonane werden durchweg zu Norethisteron umgewandelt und entfalten so ihre biologische Wirkung. In ihrer ursprünglichen Form haben die 13-Methylgonane nur eine sehr schwache Rezeptoraffinität. Sie werden im Dünndarm rasch resorbiert und unterliegen einer ausgeprägten Metabolisierung in der Dünndarmmukosa und anschließend in der Leber. Sie werden im Gegensatz zu EE zu mehr als einem Drittel an SHBG und zu zwei Dritteln an Albumin gebunden. Die Progesteronderivate zeigen eine estrogene Partialwirkung, die dadurch zustande zu kommen scheint, dass Norethisteron als wichtigster Metabolit durch Aromatisierung z.T. in EE umgewandelt wird. Die Metabolisierungsrate zu EE macht allerdings lediglich 0,35-2 % aus. Die Ausschei-

Gestagen	progesteronartige Wirkung	glukokortikoide Wirkung	antiandrogene Wirkung	antimineralokortikoide Wirkung
Progesteron	+	-	(+)	+
Drospirenon	+	-	+	+
Levonorgestrel	+	-	-	-
Gestoden	+	-	-	+
Dienogest	+	-	+	-
Norgestimat	+	-	-	-
Desogestrel	+	-	-	-
Cyproteronacetat	+	+	+	-
Chlormadinonacetat	+	+	+	-

Tab. 4.1: Wirkungsprofil von Progesteron und anderen Gestagenen.

dung der 13-Methylgonane erfolgt nach Oxidation und Glukuronidierung.

▶ Dienogest

Obwohl es zur Gruppe der 13-Methylgonane gerechnet werden muss, unterscheidet sich Dienogest dennoch von den anderen Vertretern dieser Substanzklasse. Durch die am C-Atom 17 befindliche Zyanomethylgruppe fehlt die für die anderen Substanzen typische Inhibition der Zytochrom P450-abhängigen Oxygenasen. Das führt dazu, dass für die Behandlung mit Dienogest höhere Tagesdosen erforderlich sind. Es kommt dennoch zu einer Akkumulation im Körper– möglicherweise durch die Wirkung des EE auf die Metabolisierung des Dienogest. Dienogest unterscheidet sich auch im Hinblick auf die Partialwirkungen von den 13-Methylgonanen. Es zeigt eine für Nortestosteronderivate ungewöhnlich hohe antiandrogene Wirkung (20-40 % der Wirkung von CPA). Im Blut wird Dienogest zu 90 % an Albumin gebunden und liegt zu ca. 10 % in freier Form vor.

▶ 13-Ethylgonane

Die Substanzen der 13-Ethylgruppe verfügen über das stärkste gestagene Potenzial. Als gemeinsames Kennzeichen gelten die 17-α-Ethinylgruppe sowie die androgene Wirkung, die allerdings bei den üblichen Tagesdosen klinisch nicht relevant ist. **Levonorgestrel** verfügt über eine ausgeprägte antiestrogene Wirkung, die bei den anderen Substanzen dieser Gruppe deutlich geringer ausgeprägt ist. Es zeigt eine hohe Affinität zu SHBG und wird überwiegend an Albumin gebunden. Vor allem bei gleichzeitiger Gabe von EE kommt es zu einer Kumulation von Levonorgestrel.

Desogestrel ist in seiner ursprünglichen Form biologisch nahezu inaktiv. Erst durch Hydroxylierung am C-Atom 3 entsteht die eigentliche Wirksubstanz, das 3-Ketodesogestrel.

Auch **Norgestimat** ist nicht per se als biologisch wirksame Substanz anzusehen. Es wird sehr rasch metabolisiert und entfaltet erst durch Umwandlung zu Levonorgestrel seine Wirkung.

Gestoden ist das wirksamste Gestagen der Nortestosterongruppe. Die Ovulationshemmdosis beträgt 40-50 µg und entspricht damit etwa der Hälfte von Levonorgestrel und Desogestrel. Diese hohe Wirksamkeit kommt u.a. dadurch zustande, dass Gestoden relativ langsam metabolisiert wird. Gegenüber anderen Gestagenen zeichnet sich Gestoden vor allem durch eine antimineralokortikoide Wirkung aus, die allerdings in den üblicherweise verwendeten Dosierungen klinisch nicht relevant wird.

Drospirenon

Drospirenon ist seit nahezu 15 Jahren das erste neue Gestagen. Es gehört als Derivat des 17α-Spirolacton zur Progesterongruppe und hat sowohl gestagene, antiandrogene und insbesondere auch antimineralokortikoide Partialwirkungen. Die antimineralokortikoide Partialwirkung ist schwächer als beim Spironolacton, aber vergleichbar mit der von Progesteron.

Die leichte natriuretische Wirkung hat keinen Einfluss auf die Elektrolytbilanz, antagonisiert aber die ethinylestradiolinduzierte Aktivierung des Renin-Angiotensin-Aldosteron-Systems mit der Tendenz zur vermehrten Wassereinlagerung.

In Kombination mit 30 µg Ethinylestradiol ist Drospirenon (3 mg) als Yasmin® auf dem Markt. Die antiandrogene Wirkung von Drospirenon ist stärker als bei Chlormadinonacetat und etwas schwächer als bei Dienogest. Drospirenon antagonisiert nicht den estrogeninduzierten Anstieg der Serumspiegel des SHBG, somit wird der Serumspiegel der freien Androgene nicht erhöht, wie dies meist bei den Gestagenen der 19-Nortestosteron-Reihe der Fall ist.

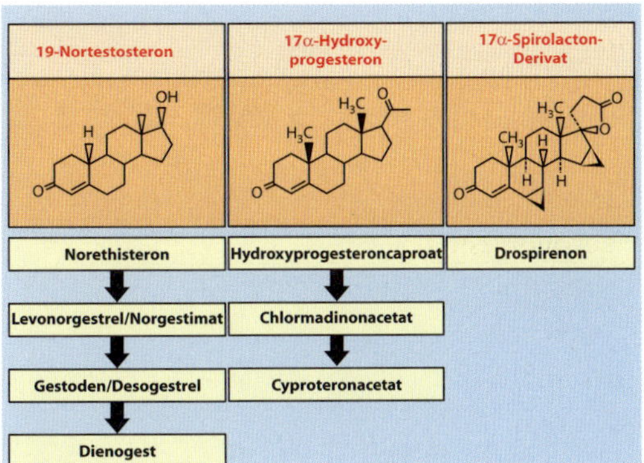

Abb. 4.5: Strukturformeln 19-Nortestosteron, 17α-Hydroxyprogesteron und 17α-Spirolacton-Derivat mit den entsprechenden Metabolisierungsschritten.

4.3. Serumspiegel von Steroidhormonen

Aus den o.g. Zusammenhängen wird bereits deutlich, dass die Messung von individuellen Serumspiegeln der Sexualsteroide wenig Aufschluss über die biologische Wirksamkeit der einzelnen Substanzen gibt. Es lassen sich für die Messung von Serumspiegeln von EE und Gestagenen intra- und interindividuelle Schwankungen zwischen 30-80 % nachweisen (Taubert & Kuhl, 1995). Diese Schwankungen fallen am Ende eines Einnahmezyklus – sobald ein “steady state” erreicht wurde – mit 25-35 % deutlich niedriger aus. Durch die Interferenz mit physiologischen und pathologischen Gegebenheiten, Nahrungsmitteln und Medikamenten lassen sich prinzipiell keinerlei Rückschlüsse von den gemessenen Serumspiegeln auf die zu erwartenden Effekte der Sexualsteroide ziehen. Dies gilt sowohl für die erwünschten, als auch für die unerwünschten Wirkungen dieser Substanzen. Dementsprechend gibt es keine Indikation zur Bestimmung der Serumkonzentrationen mit dem Ziel, aus den gemessenen Werten therapeutische Konsequenzen zu ziehen. Die Verordnung von Ovulationshemmern sollte sich an klinischen Effekten orientieren und auf die individuellen Bedürfnisse der Patientin abgestimmt sein.

Wirkungen von Sexualsteroiden

5. Wirkungen von Sexualsteroiden

5.1. Gonadotropinsekretion

Eine der Hauptwirkungen der exogen zugeführten Sexualsteroide und ihrer Derivate besteht in ihrem Einfluss auf die endogene Gonadotropinsekretion. Daraus resultiert eine Störung der Follikelreifung mit dem Effekt, dass der Anstieg der Estradiolserumkonzentration fehlt und der präovulatorische LH-Gipfel ausbleibt. Es ist bis heute ungeklärt, ob die Ovulationshemmer primär am Hypothalamus oder an der Hypophyse wirken, vermutlich wirken sie auf beiden Ebenen. Sowohl Estrogene als auch Gestagene supprimieren die Gonadotropinsekretion. Es handelt sich hierbei um einen zeitabhängigen Vorgang. So lassen sich in der ersten Einnahmewoche meist noch keine signifikant erniedrigten endogenen Gonadotropinspiegel nachweisen, allerdings gelingt dies zuverlässig in der dritten Einnahmewoche. Obwohl die Gonadotropinspiegel demnach in der ersten Woche nur marginal sinken, kommt es zu einer zuverlässigen Kontrazeption, da in jedem Fall der präovulatorische LH-Gipfel und die Ovulation unterdrückt werden. Dies kommt vermutlich neben dem Effekt auf die Gonadotropinsekretion durch direkte Wirkung der Sexualsteroide auf die Follikelreifung zustande. Der Einfluss auf die basale endogene Gonadotropinsekretion ist durchschnittlich bei den Sequenzpräparaten höher als bei den häufiger angewandten Kombinationspräparaten. Dies lässt sich damit erklären, dass Sequenzpräparate meist eine höhere Estrogendosis enthalten als die Kombinationspräparate. Hieraus lässt sich jedoch keine höhere kontrazeptive Sicherheit ableiten.

5.2. Endogene Sexualsteroidsekretion

Durch die exogene Zufuhr von Sexualsteroiden und ihren Derivaten wird die endogene Produktion von Sexualsteroiden deutlich gehemmt. Dieser Effekt kommt insbesondere bei den Kombinationspräparaten zum Tragen, während er bei den Sequenzpräparaten deutlich schwächer ausfällt. Bedingt durch die Ovulationshemmung kommt es – verglichen mit dem physiologischen Zyklus – zu einer Verminderung der Progesteronkonzentration in der zweiten Zyklusphase. Es lassen sich meist Progesteronkonzentrationen von ca. 1 ng/ml nachweisen. Bei einigen Frauen kann es – insbesondere in der ersten Einnahmewoche – auch zu deutlich erhöhten Estrogenwerten kommen. Dies kommt dadurch zustande, dass während des 7-tägigen hormonfreien Intervalls die Follikelreifung in Gang kommt und dass diese Follikelreifung während der ersten Einnahmewoche noch nicht effektiv gehemmt wird. Für die Klinik, bzw. für die kontrazeptive Sicherheit ist dieser Effekt irrelevant.

Ein wichtiger Effekt, der auch therapeutisch genutzt wird, besteht in der supprimierenden Wirkung exogener Sexualsteroide auf die adrenale und ovarielle Androgenproduktion. Dabei sinken die Serumspiegel für Testosteron, Dehydroepiandrosteron (DHEA) und Androstendion um etwa ein Drittel. Dieser Effekt kommt vermutlich durch direkte Wirkung der Sexualsteroide auf die Steroidbiosynthese zustande und nicht nur indirekt durch eine Beeinflussung der Gonadotropinspiegel. Ansonsten ließe es sich nicht erklären, weshalb es bereits am 3. Einnahmetag zu einer deutlichen Suppression der Testosteronserumspiegel kommt, wenngleich zu diesem Zeitpunkt eine Wirkung auf die endogenen Gonadotropine noch gar nicht nachweisbar ist. Auch bei Einnahme eines niedrigdosierten Präparates lassen sich die Testosteronserumspiegel um 30-50 % reduzieren. Dabei kommt es nicht nur zu einem Abfall der Gesamtkonzentration, sondern auch zu einer Reduktion des freien und damit biologisch wirksamen Testosterons um 30-50 %. Zusätzlich kommt es durch die Estrogenwirkung auch zu einem Anstieg der SHBG-Serumkonzentration, was den testosteronhemmenden Einfluss noch verstärkt.

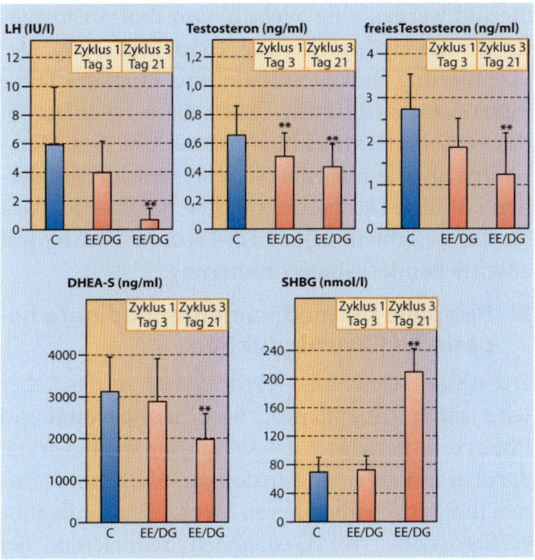

Abb. 5.1: Serumspiegel des LH, Testosterons, freien Testosterons, DHEAS, SHBG am Tag 21 eines unbehandelten Normalzyklus sowie am 3. Tag des ersten und 21. Tag des dritten Zyklus unter 30 µg EE + 150 µg Desogestrel (nach Kuhl et al., 1995).

5.3. Ovarielle Morphologie

Unter den heute üblichen niedrigdosierten Präparaten ist nicht mit morphologischen Veränderungen am Ovar zu rechnen. Früher kam es, insbesondere bei längerer Einnahme hochdosierter Kombinationspräparate, zu einer perifollikulären Fibrosierung und einer Fibrosierung der Tunica albuginea. Diese Fibrosierung scheint aber nach Absetzen der Präparate reversibel zu sein. Auch die langfristige Behandlung mit Depotgestagenen (s.u.) kann zu einer ovariellen Fibrose führen, was nach Absetzen des Präparates ein verzögertes Einsetzen der ovariellen Funktion zur Folge haben kann.

5.4. Tubenmotilität, Eizelltransport, Fertilisation und Nidation

Die physiologischen Vorgänge der Ovulation, der Kapazitation, des Spermien- und Eizelltransportes sowie der Fertilisation und der Implantation unterliegen dem regulierenden Einfluss der Sexualsteroide. Nur durch eine exakte Abstimmung des Estrogen-Gestagen-Gleichgewichtes ist sichergestellt, dass das lokale Milieu den physiologischen Erfordernissen entspricht. Die Gabe exogener Sexualsteroide interferiert mit diesen Mechanismen. Sowohl die Motilität der Tube, als auch das Wachstum der Zilien im Bereich der Tubenmukosa unterliegen hormonellen Einflüssen. Durch eine vierwöchige Behandlung mit 50 µg EE/Tag kommt es zu einer Vermehrung und Vergrößerung der Zilien. Auf der anderen Seite kommt es durch die Wirkung von Chlormadinonacetat zu einem Verlust der Zilien (Kuhl, 1995). Durch Gabe der heute üblichen Kombinationspräparate kommt es weder zu einer Reduktion der Zilien noch zu Degenerationserscheinungen.

Physiologischerweise kommt es periovulatorisch zu einer Zunahme der Kontraktionsfrequenz der Tube, die sich in der Lutealphase wieder verlangsamt. Estrogene erhöhen die Tubenmotilität, während Gestagene sie reduzieren. Unter der Einnahme eines Kombinationspräparates wird die Tubenmotilität auch periovulatorisch verlangsamt und entspricht dann der Motilität in der späten Lutealphase.

5.5. Wirkung auf das Endometrium

Bezüglich der proliferierenden Wirkung auf das Endometrium sind EE und 17-β-Estradiol als gleichwertig anzusehen. EE entzieht sich allerdings dem Zugriff der abbauenden Wirkung durch die 17-β-Dehydrogenase. Daraus erklärt sich eine verstärkte biologische Estrogenwirkung innerhalb der Zielzellen. Nach oraler Einnahme von EE wird - wie oben ausgeführt - bereits in der Mucosa des Darmes und in der Leber der größte Teil metabolisiert, wobei insbesondere die Sulfotransferase wirksam wird.

5.6. Wirkung auf die Leber

Neben seiner pharmakologischen Wirkung auf die Zielorgane des weiblichen Genitaltraktes wie Endo- und Myometrium, Vagina, Tuben und Brustdrüsenepithel besitzt EE auch pharmakologische Wirkungen auf eine Reihe hepatischer Funktionen. Unter dem Einfluss von EE sezerniert die Leber verstärkt SHBG, das vorzugsweise Androgene bindet. EE selbst wird nur zu einem geringen Prozentsatz an SHBG gebunden. Über 90 % des zirkulierenden EE sind an Albumin gebunden. Dabei handelt es sich um eine unspezifische Bindung mit geringer Affinität und hoher, fast unbegrenzter Kapazität. Unter dem Einfluss von EE kommt es dosisabhängig auch zu einem Anstieg des Angiotensinogens, des cortisolbindenden Globulins (CBG) und verschiedener Gerinnungs- und Fibrinolyse-Parameter. Aus pharmakokinetischen Untersuchungen geht hervor, dass nach oraler Einnahme von EE nach 2 Stunden das Maximum der Serumkonzentration und nach 24 Stunden der Ausgangswert wieder erreicht sind. Dies trifft allerdings nur für den ersten Einnahmetag zu. Im weiteren Zyklusverlauf ist nach 24 Stunden eine vollständige Elimination von EE noch nicht erreicht, daher ist bei einem 21-tägigen Einnahmezyklus von einer Kumulation auszugehen (Kuhl, 1990). Innerhalb der 5-7-tägigen Einnahmepause wird eine vollständige metabolische Clearance erreicht.

5.7. Enzyminduktion und orale Kontrazeptiva

Wechselwirkungen mit anderen Medikamenten können dazu führen, dass die Wirkspiegel zur Ovulationshemmung nicht ausreichen. Durch andere Pharmaka kann es zur Induktion von Enzymen in der Leber kommen, die eine beschleunigte Verstoffwechselung der oral wirksamen Estrogene und Gestagene nach sich ziehen (Tab. 5.1 und 5.2). Das bekannteste Beispiel für eine Enzyminduktion betrifft Rifampicin. Bereits 1971 berichteten Reimers und Jesek über eine erhöhte Inzidenz von Zwischenblutungen während der Einnahme oraler Kontrazeptiva bei Patientinnen, die Rifampicin zur Tuberkulosebehandlung erhielten (Reimers & Jesek, 1971). Dabei wurde auf die Möglichkeit einer Arzneimittelinteraktion hingewiesen, die die Sicherheit oraler Kontrazeptiva in Frage stellen könnte. Arzneimittelinteraktionen können entweder zu einer Veränderung der Pharmakokinetik oder der Pharmakodynamik führen. Konkret sind eine Beeinträchtigung der Resorption, des Metabolismus oder der Ausscheidung möglich. Von entscheidender Bedeutung ist die hepatische Enzyminduktion.

Enzyminduktion bedeutet in diesem Fall die Stimulation von Enzymen, die am Metabolismus von oral wirksamen Estrogenen und Gestagenen beteiligt sind. Dabei geht es vor allem um Enzyme, die aus lipidlöslichen Substanzen wasserlösliche Stoffwechselprodukte herstellen. Im wesentlichen handelt es sich dabei um Cytochrom-P450-Oxydasen der Leber. Durch den Einbau von Sauerstoff in das Steroid werden eine Vielzahl von Biotransformationen wie Hydroxylierung, Demethylierung, Desaminierung und Desulfatierung möglich. Diese mikrosomalen Enzyme bauen dann beschleunigt das veränderte Molekül zu wasserlöslichen Metaboliten ab, die über die Niere ausgeschieden werden können. Der hauptsächliche Stoffwechselweg für EE besteht in seiner C2-Hydroxylierung mit anschließender Glucuronidierung.

Beispiele für medikamentenbedingte hepatische Enzyminduktion

Die Aktivität der EE-2-Hydroxylase in der Leber wird durch Antiepileptika wie **Phenobarbital** und **Phenytoin** gesteigert. Diese Substanzen bewirken darüber hinaus einen Anstieg von SHBG und können theoretisch über diesen Mechanismus die Bioverfügbarkeit von Gestagenen reduzieren. Bei gleichzeitiger Anwendung von Antikonvulsiva wie Phenytoin, Barbituraten oder Carbamazepin und oralen Kontrazeptiva sind eine größere Zahl von unerwünschten Schwangerschaften bekannt geworden. In all diesen Fällen muss von einer entsprechenden Enzyminduktion mit beschleunigtem Abbau der kontrazeptiv wirksamen Steroide ausgegangen werden. Auch bei gleichzeitiger Einnahme von oralen Kontrazeptiva und Antibiotika wie **Penicillin** und **Penicillin-Derivaten** sowie **Tetracyclin** sind unerwünschte Schwangerschaften beschrieben worden. Diese Kontrazeptionsversager sind im Zusammenhang mit einer Veränderung des enterohepatischen Stoffwechsels und mit einer Beeinträchtigung der Darmflora zu sehen.

Unter den Antimykotika kommt dem **Griseofulvin** eine enzyminduzierende Wirkung zu. Bei gleichzeitiger Anwendung von oralen Kontrazeptiva und Griseofulvin sind auch hier unerwünschte Schwangerschaften möglich. Arzneimittelinteraktionen zwischen oralen Kontrazeptiva und Benzodiazepinen sind offenbar klinisch praktisch bedeutungslos. Das gleiche gilt für oral wirksame Antidiabetika, Antihistaminika und Laxantien.

	Gemeldete Schwangerschaften	Art der Wirkung	Kein Einfluss
Antibiotika, Chemotherapeutika			
Rifampicin	+	1	
Isoniazid	(+)		+
Ampicillin	+		
Phenoxymethylpenicillin	+		
Oxacillin	+		
Amoxicillin	+		
Tetracyclin	+		
Cotrimoxazol	(+)	2	
Cefalexin	+	(1)	
Chloramphenicol	+		
Neomycin	+		
Erythromycin	(+)	(2)	
Fusidinsäure	+		
Sulfamethoxazol	+		
Sulfamethoxypyridazol	+		
Sulfisoxazol	+		
Dapson	(+)	2	
Nitrofurantoin	+		
Metronidazol	+		
Clarithromycin			+
Roxithromycin			+
Doxycyclin			+
Temafloxacin			+
Primaquin			+
Chloroquin			+
Adsorbenzien, Antazida			
Magnesiumtrisilicat			+
Aluminiumhydroxid			+
Kaolin			+
Aktivkohle			+
Antiepileptika			
Phenobarbital	+	1	
Methylphenobarbital	+	1	
Primidon	+	1	
Phenytoin	+	1	
Carbamazepin	+	1	
Ethosuximid	(+)		+
Methosuximid	+		
Levetiracetam			+
Valproinsäure	(+)		+
Analgetika, Antirheumatika			
Phenylbutazon	+	1	
Oxyphenbutazon	+		
Acetylsalizylsäure	+		
Phenazon (Antipyrin)	+		
Aminophenazon	+		
Phenacetin	+		
Aminopyrin (Dimethylaminoantipyrin)	+		
Antimykotika			
Griseofulvin	+	1	
Ketoconazol		2	
Terbinafin		2	
Diuretika			
Metyrapon		(2)	
Vitamine			
Ascorbinsäure			
Tranquilizer, Neuroleptika, Sedativa			
Barbital	+	1	
Phenobarbital	+	1	
Promethazin	+	1	
Chlorpromazin	+	1	
Diazepam	+	1	
Chlordiazepoxid	+	1	
Chlorazepat	+	1	
Meprobamat	+	1	
Triflupromazin		(1)	
Prazepam		1	
Alprazolam		1	
Nordazepam		1	
Temazepam		1	
Oxazepam			+
Lorazepam			+
Diphenhydramin		(1)	
Antidepressiva			
Imipramin		(1)	
Orale Antidiabetika			
Tolbutamid			
Carbutamin			
Antihistaminika, H2-Rezeptor-Antagonisten			
Cimetidin			
Roxatidin			+

Tab. 5.1: Einfluss von Medikamenten auf die Wirkung oraler Kontrazeptiva (modifiziert nach Kuhl, 1995).
1 Verstärkung des Metabolismus und Abschwächung der Wirkung.
2 Hemmung des Metabolismus und Verstärkung der Wirkung.

Antibiotika, Chemotherapeutika	
Ampicillin	∅
Tetracyclin	∅
Metronidazol	∅
Isoniazid	∅
Chinin	∅
Mefloquin	∅
Antiepileptika	
Phenytoin	+
Analgetika, Antirheumatika	
Phenylbutazon	+
Phenazon (Antipyrin)	+
Aminopyrin (Dimethylaminoantipyrin)	+
Metamizol	+
Phenacetin	+
Meperidin (Pethidin)	+
Paracetamol (Acetaminophen)	-
Diflunisal	-
Acetylsalizylsäure	-
Salizylsäure	-
Morphin	-
Ethylmorphin	+
Corticosteroide	
Hydrocortison (Cortisol)	+
Prednisolon	+
Fluocortolon	∅
Tranquilizer, Neuroleptika, Sedativa	
Diazepam	+
Alprazolam	+
Triazolam	+
Nitrazepam	+
Chlordiazepoxid	+
Bromazepam	∅
Clotiazepam	∅
Lorazepam	-
Temazepam	-
Midazolam	∅
Doxylamin	∅
Diphenhydramin	∅
Antiarrhythmika, Betarezeptorenblocker	
Chinidin	+
Lidocain	+
Propranolol	+, -
Oxprenolol	+
Metoprolol	+
Calciumantagonisten, Herzglykoside	
Nifedipin	+
Digitoxin	+
Lipidsenker	
Clofibrat	-
Antidepressiva	
Imipramin	+
Clomipramin	∅
Analeptika, Broncholytika	
Coffein	+
Theophyllin	+
Immunsuppressiva	
Ciclosporin	+
Antikoagulantien	
Warfarin	+
Phenprocoumon	-

Tab. 5.2: Einfluss oraler Kontrazeptiva auf die Wirkung verschiedener Medikamente (modifiziert nach Kuhl, 1995).

\+ Hemmung des Metabolismus und Verstärkung der Wirkung des Medikamentes.

\- Verstärkung der Konjugation und Abschwächung der Wirkung des Medikamentes.

∅ kein Einfluss.

5.8. Einfluss der Kontrazeptiva auf das Gerinnungssystem

Unsere Kenntnisse über Nebenwirkungen, die mit der Einnahme hormonaler Kontrazeptiva verbunden sind, stützen sich auf epidemiologische Erhebungen, die teils prospektiv in Kohortenstudien, teils retrospektiv als Fallkontrollstudien angelegt waren. Epidemiologische Befunde beschreiben das gleichzeitige Auftreten von zwei Ereignissen, die nicht zwangsläufig miteinander kausal verknüpft sein müssen. Daher lassen sich auf der Grundlage epidemiologischer Erhebungen nur sog. relative Risiken errechnen. Zu den aus der Epidemiologie bekannt gewordenen Nebenwirkungen, die im Zusammenhang mit der Einnahme hormonaler Kontrazeptiva beobachtet wurden, zählen Erkrankungen des kardiovaskulären Systems, des Gerinnungssystems, Veränderungen des Lipoproteinprofils, Störungen im Kohlenhydratstoffwechsel und morphologische Veränderungen in der Leber und anderen Organsystemen. In einem randomisierten Vergleich zwischen zwei oralen Kontrazeptiva mit Desogestrel und Drospirenon als Gestagen ergab sich nach 13 Zyklen für beide Präparate eine HDL-Erhöhung (+12 % und +13 %) und eine Erhöhung der Triglyzeride (+61 % und +74 %) (Gaspard et al., 2004). Lipoprotein (a) wurde bei Desogestrel-Anwenderinnen um 11 % erhöht, während es bei Drospirenon-Anwenderinnen stabil blieb. Daraus lässt sich schließen, dass Gestagene ohne androgene Partialwirkung, bzw. mit antiandrogener Partialwirkung ein günstigeres Lipidprofil hinsichtlich HDL und des HDL/LDL-Verhältnisses aufweisen.

Etwa 10 Jahre nach Einführung der hormonalen Kontrazeptiva, also zu Beginn der 60er Jahre, wurde erstmals über ein gehäuftes Auftreten thromboembolischer Komplikationen berichtet. Diese Beobachtungen gaben schon damals Anlass, die Zulassung hormonaler Kontrazeptiva auf Präparate zu beschränken, die nicht mehr als 50 µg EE enthielten. Klinische Untersuchungen zur Aufklärung dieser Zusammenhänge konzentrierten sich auf Veränderungen im plasmatischen Gerinnungssystem, in denen sich in der Tat zeigen ließ, dass durch die Einnahme oral wirksamer Estrogene bestimmte Gerinnungsfaktoren wie Faktor VII und Faktor VIII ansteigen und dass fibrinolytische Faktoren sowie Anti-Thrombin (AT) III dosisabhängig absinken. Aus diesen Veränderungen im plasmatischen Gerinnungssystem lässt sich jedoch nicht zwangsläufig eine erhöhte intravasale Gerinnung ableiten, da der Gerinnungsprozess auch von lokalen und genetischen Faktoren abhängig ist. Ein angeborener Mangel an AT III, Protein S oder Protein C prädestiniert zur Entwicklung von Thrombosen. Von besonderer Bedeutung ist dabei die Resistenz gegen aktiviertes Protein C (APC) (Kreis et al., 1996).

Quantitativ ist die thromboembolische Komplikation ein seltenes Ereignis. Man kann davon ausgehen, dass unter 10.000 Frauen im reproduktionsfähigen Alter etwa 2-3 an einer tiefen Beinvenenthrombose erkranken. Unter der Einnahme hormonaler Kontrazeptiva, die EE enthalten, ist das Risiko 2-3-fach erhöht. Die epidemiologischen Daten, die auf ein erhöhtes Myokardinfarktrisiko hinweisen, waren der Anlass für eine Vielzahl von klinischen Untersuchungen zum Cholesterin- und Triglyzeridstoffwechsel vor, während und nach der Einnahme hormonaler Kontrazeptiva. Aus diesen Untersuchungen ging hervor, dass hochdosierte Gestagene mit androgener Partialwirkung zu einer Verschiebung des LDL/HDL-Cholesterin-Verhältnisses zugunsten des LDL-Cholesterins, also einer ungünstigen Beeinflussung des Lipoproteinprofils führen. Gestagene wie Levonorgestrel, Desogestrel, Gestoden und Norgestimat sind in dieser Hinsicht neutral, d.h. es kommt zu keiner Verschiebung des Lipoproteinprofils. In groß angelegten epidemiologischen Studien hat sich zudem gezeigt, dass nach Absetzen der hormonalen Kontrazeptiva das relative Risiko einen Herzinfarkt zu erleiden nicht erhöht ist. Gerade bei kardiovaskulären Erkrankungen sind andere Risikofaktoren wie Nikotinabusus, Übergewicht, Hypertonie, Diabetes und Alter zu berücksichtigen. Dabei gilt das Rauchen als wichtigster Risikofaktor.

5.9. Einfluss der oralen Kontrazeptiva auf den Kohlenhydratstoffwechsel

Bei den heute gebräuchlichen hormonalen Kontrazeptiva ist eine Störung der Glukosetoleranz nicht zu erwarten. Auch insulinpflichtige Diabetikerinnen, bei denen keine Mikroangiopathie nachweisbar ist, können durchaus orale Kontrazeptiva einnehmen, da es zu keiner nennenswerten Erhöhung der peripheren Insulinresistenz kommt.

5.10. Orale Kontrazeptiva und Lebertumoren

Während der Einnahme von oralen Kontrazeptiva sind in seltenen Fällen gutartige Lebertumoren beschrieben worden. Erstmalig wurde 1973 auf derartige Fälle hingewiesen (Baum et al., 1973). Ein möglicher Zusammenhang zwischen dem Auftreten von gutartigen Lebertumoren wie Leberzelladenom oder fokale noduläre Leberzellhyperplasie ist schon deshalb wahrscheinlich, weil 17-alkylierte Steroide prinzipiell als leberbelastend anzusehen sind. Der Kausalzusammenhang zwischen Leberzelladenomen und der Einnahme hormonaler Kontrazeptiva ist auch dadurch belegt, dass sich diese Adenome, die sonografisch sehr gut nachweisbar sind, nach Absetzen der Präparate zurückbilden und auch in einer nachfolgenden Schwangerschaft nicht wieder aktiviert werden (Breckwoldt, 1989). Die Leberzellveränderungen sind meist gutartiger Natur. Sie sind mit klinisch-chemischen Methoden nicht erfassbar. In Einzelfällen können diese Adenome zu dramatischen klinischen Bildern führen, nämlich dann, wenn es zur Ruptur der Adenomkapsel und damit zu massiven intraperitonealen Blutungen kommt. Die Häufigkeit solcher Leberzelladenome lässt sich nur schätzen und kann mit einer Prävalenz von 1:70 000 angenommen werden.

Praktische Anwendung von hormonalen Kontrazeptiva

6. Praktische Anwendung von hormonalen Kontrazeptiva

6.1. Dosierung

Seit der Einführung hormonaler Kontrazeptiva hat sich ein dramatischer Wandel in der Dosierung der Estrogen-, bzw. Gestagenkomponente vollzogen: Enovid®, der erste kommerziell erhältliche Ovulationshemmer enthielt 150 µg Mestranol und 9,85 mg Norethynodrel. Inzwischen konnte gezeigt werden, dass eine sichere kontrazeptive Wirkung schon mit 15 µg EE und einem entsprechend dosierten Gestagen zu erzielen ist.

Es wurde bereits ausgeführt, dass die Wirkung hormonaler Kontrazeptiva auf verschiedenen Ebenen zustande kommt, nämlich sowohl durch den Einfluss auf die physiologischen Abläufe von Eizellreifung und Ovulation, als auch durch periphere Wirkungen. Zu den empfängnisverhütenden peripheren Wirkungen gehören u.a. die Veränderungen des Zervixschleimes, des Endometriums und des Transportmechanismus in der Tube. Es stehen Kontrazeptiva mit verschiedenen Dosierungen für Estrogene und Gestagene zur Verfügung. Bei den niedrig dosierten Präparaten kommt es meist nicht zu einer vollständigen Unterdrückung der Follikelreifung, allerdings hemmt vor allem das Gestagen die Ovulation. Falls es dennoch zu einer Ovulation kommen sollte, greifen die o.g. peripheren Mechanismen und können damit in aller Regel immer noch den Eintritt einer Schwangerschaft zuverlässig verhindern.

Um die Wirkung der verschiedenen Gestagene vergleichen zu können, lässt sich für die verschiedenen Substanzen die "Ovulationshemmdosis" und die "Transformationsdosis" angeben. Darunter wird jene Dosis verstanden, mit der eine sichere Ovulationshemmung erzielt werden kann, sowie jene Dosis, mit der das proliferierte Endometrium vollständig sekretorisch umgewandelt werden kann.

Der Steroidmetabolismus unterliegt starken inter- und intraindividuellen Schwankungen. Aus diesem Grund wird in hormonalen Kontrazeptiva meist eine Gestagendosierung gewählt, die eine gewisse Sicherheitsreserve berücksichtigt, d.h. die Dosis ist normalerweise höher als die Ovulationshemmdosis, damit auch unter ungünstigen metabolischen Bedingungen die empfängnisverhütende Wirkung gesichert ist. In Tab. 6.1 sind unterschiedliche Gestagenpräparate und deren Ovulationshemm- und Transformationsdosis dargestellt.

Substanz	Ovulationshemmdosis (mg/Tag)	Transformationsdosis (mg/Zyklus)
Levonorgestrel	0,06	12
Desogestrel	0,06	2
Gestoden	0,03	3
Norgestimat	0,2	7
Norethisteron	0,4	120
Lynestrenol	2,0	150
Dienogest	1,0	6
Drospirenon	2,0	40-60
Cyproteronacetat	1,0	20
Chlormadinonacetat	1,0-4,0	30
Medroxyprogesteronacetat	10	80

Tab. 6.1: Diverse in oralen Kontrazeptiva verwendete Gestagene und deren Ovulationshemm- und Transformationsdosis.

Bei der Verordnung eines hormonalen Kontrazeptivums sollte man sich an den Grundsatz halten: "soviel wie nötig, so wenig wie möglich". Das bedeutet, dass man bei der Erstverschreibung jeweils mit der niedrigsten effektiven Dosis des Gestagens, bzw. des Estrogens beginnt. Erst wenn es darunter zu unerwünschten Nebenwirkungen wie z.B. Zyklusirregularitäten kommt, bzw. die gewünschten klinischen Effekte nicht zu erzielen sind, sollte auf eine höhere Dosierung umgestellt werden.

Tab. 6.2 beschreibt die allgemeine Diagnostik vor Beginn einer Therapie mit hormonellen Kontrazeptiva, Tab. 6.3 Indikationen zum Absetzen oraler Kontrazeptiva, die EE enthalten.

Ausschluss aller Kontraindikationen
• Evaluierung von Risikofaktoren
• Gynäkologische Untersuchung, PAP-Abstrich
• Tastuntersuchung der Mammae
• Blutdruckmessung

Tab. 6.2: Diagnostik vor Beginn hormoneller Kontrazeptiva.

• Schwangerschaft
• Sehstörungen, andere sensorische Ausfälle
• Neuauftreten bzw. Verstärkung einer bestehenden Migräne
• Thrombose/Thromboembolie
• Hirndurchblutungsstörungen
• transitorische ischämische Attacke (TIA)
• Angina pectoris, Myokardinfarkt
• Blutdruckanstieg über 140/90 mmHg
• Neuauftreten/Wachstum von Myomen, Endometrioseherden, Mammatumoren
• Neuauftreten/Exazerbation einer Epilepsie
• Neuauftreten/Exazerbation einer Porphyrie
• Hepatitis, Ikterus
• Längere Immobilisation

Tab. 6.3: Indikationen zum Absetzen oraler Kontrazeptiva, die Ethinylestradiol enthalten.

Hieraus ergibt sich, dass die Verschreibung hormonaler Kontrazeptiva z.T. probatorisch erfolgt. Es lassen sich allerdings für bestimmte Indikationsbereiche bewährte Schemata benennen, die im Folgenden kurz dargestellt werden sollen. Die zur Verfügung stehenden Präparationen lassen sich in Kombinationspräparate, Sequentialpräparate und Gestagenmonopräparate unterteilen.

6.2. Kombinationspräparate

Die Kombinationspräparate werden von allen hormonalen Kontrazeptiva am häufigsten verschrieben. Ihr Marktanteil beträgt etwa 60-70 %. Die Gruppe der Kombinationspräparate lässt sich wiederum unterteilen in

- einstufige Kombinationspräparate (Einphasenpräparate)
- zweistufige Kombinationspräparate
- dreistufige Kombinationspräparate

Kombinationspräparate enthalten pro Tablette/Dragee 20-50 µg EE, bzw. eine entsprechende Dosis Mestranol und unterschiedliche Dosierungen eines Gestagens. Um die erforderliche Gestagendosis so weit wie möglich zu reduzieren, wurden die abgestuften Kombinationspräparate entwickelt. Hier unterscheiden wir wiederum die Zwei- und Dreistufenpräparate. In einem Levonorgestel-enthaltenden Zweistufenpräparat wird die Gestagendosis in der ersten Phase auf 0,05 mg reduziert und erst in der zweiten Phase auf 0,125 mg angehoben. Die Estrogenkomponente wird während der beiden Einnahmephasen nicht verändert. Beim Dreistufenpräparat wird die Gestagendosis sogar zweimal erhöht und auch die Estrogenkomponente wird – zur besseren Zykluskontrolle – angepasst.

Es muss beachtet werden, dass es sich bei Zwei- und Dreistufenpräparaten um Kombinationspräparate handelt, während Zweiphasenpräparate zur Gruppe der Sequenzpräparate gehören. Die ähnliche Terminologie kann bisweilen zu Verwirrungen führen (siehe Abb. 6.1).

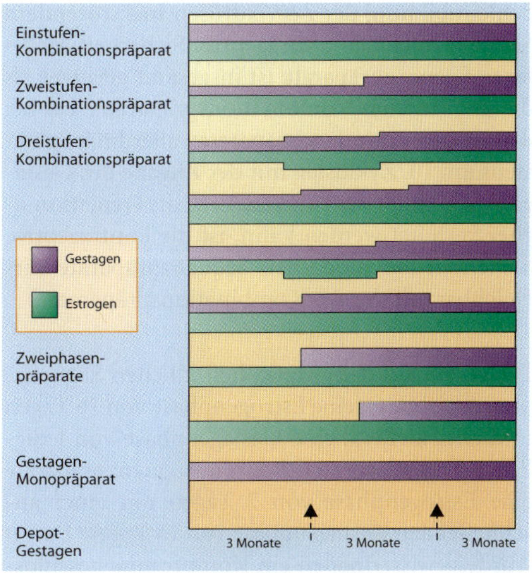

Abb. 6.1: Schematische Darstellung der verschiedenen Dosierungsschemata hormonaler Kontrazeptiva (1).

6.3. Sequenzpräparate

Sequenzpräparate wurden unter der Vorstellung entwickelt, dass die gleichzeitige Estrogen- und Gestagengabe in den Kombinationspräparaten insbesondere in der frühen Zyklusphase unphysiologisch ist und dass die sequentielle Gabe von Estrogenen und Gestagenen den üblichen zyklischen Verhältnissen eher entspricht. Daher glaubte man, mit den Sequenzpräparaten die Häufigkeit von Nebenwirkungen reduzieren zu können. Diese Annahme hat sich nicht bestätigt. Die kontrazeptive Sicherheit beruht bei den Sequenzpräparaten ausschließlich auf der gonadotropinhemmenden Wirkung des Estrogens in der ersten Einnahmephase. Das in der zweiten Phase verabreichte Gestagen dient lediglich der sekretorischen Umwandlung des Endometriums. Die zur Ovulationshemmung erforderliche Estrogendosis liegt wesentlich höher als die in den meisten Kombinationspräparaten enthaltene Dosis, daher kommt es bei den Sequenzpräparaten sehr viel häufiger zu estrogenabhängigen Nebenwirkungen wie Mastodynie, Gewichtszunahme und übermäßige Schleimbildung der Zervixdrüsen mit störendem Sekretabgang. Die kontrazeptive Sicherheit der älteren Sequenzpräparate ist insgesamt geringer als die der meisten Kombinationspräparate. Da bei den jüngeren Sequenzpräparaten allerdings spätestens am 10. Zyklustag mit der Zugabe des Gestagens begonnen wird und dadurch die Ovulation sicher verhütet werden kann, ist die kontrazeptive Sicherheit der modernen Sequenzpräparate vergleichbar mit der der Kombinationspräparate.

Die ersten auf dem Markt befindlichen Sequenzpräparate hatten eine Estrogenphase von 16 Tagen und anschließend eine Gestagenphase von lediglich 5 Tagen. Heute haben die Sequenzpräparate eine Estrogenphase von 7 Tagen mit einer anschließenden Gestagenphase von 15 Tagen. Damit wurde gewissermaßen ein Kompromiss geschlossen. Der Aufbau des Endometriums und die sekretorische Umwandlung sind den Verhältnissen im natürlichen Zyklus ähnlich – daher stammt auch die Bezeichnung "normophasische Präparate". Allerdings wurde die kontrazeptive Sicherheit dadurch verbessert, dass die Gestagenphase weit in die erste Zyklushälfte vorgezogen wurde (siehe Abb. 6.1 und 6.2).

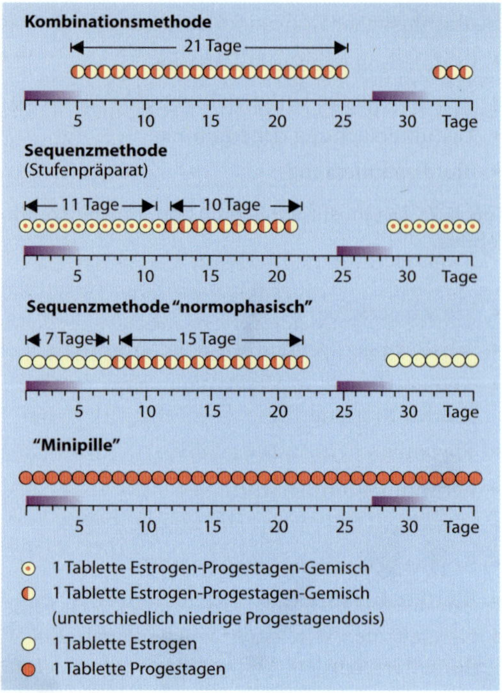

Abb. 6.2: Schematische Darstellung der verschiedenen Dosierungsschemata hormonaler Kontrazeptiva (2).

6.4. Wirkungsweise von Kombinations- und Sequenzpräparaten

Die hohe Sicherheit und weite Verbreitung der Kombinationspräparate ist auf ihre vielfältigen Wirkungen im Organismus der Frau zurückzuführen. Bereits nach wenigen Einnahmetagen kommt es durch die Zufuhr exogener Steroide in der frühen Follikelphase zu einer Suppression der endogenen Gonadotropinsekretion. Dieser Effekt ist bereits bei einer Tagesdosis von 20 µg EE nachweisbar, wobei es vor allem zu einer Suppression des FSH-Spiegels kommt. Eine signifikante Verminderung des durchschnittlichen LH-Spiegels kommt erst bei etwas höheren Dosierungen zustande. Durch die gleichzeitige Gabe von EE und einem Gestagen kommt es zu einer additiven Wirkung, so dass nicht nur die durchschnittlichen FSH- und LH-Spiegel vermindert werden, sondern vor allem der präovulatorische LH-Peak unterdrückt wird.

Neben dem Effekt auf die Gonadotropinsekretion kommt es zu weiteren direkten Effekten auf die

Genitalorgane. So nehmen die exogenen Steroide Einfluss auf die Zusammensetzung des Zervikalsekretes. Physiologischerweise kommt es präovulatorisch zu einer Zunahme der "Spinnbarkeit" des Zervixdrüsensekretes und damit zu einer Zunahme der Penetrationsfähigkeit für motile Spermien. Lässt man präovulatorisch entnommenen Zervixschleim eintrocknen, so entsteht das typische "Farnkrautphänomen". Durch die Zufuhr exogener Steroide kommt es zu einer Veränderung der Zusammensetzung des Zervixschleimes, die dann der physiologischen Zusammensetzung in der späten Lutealphase entspricht und damit wird der Schleim für Spermien nahezu undurchdringbar.

Durch die Einnahme eines Kombinations- oder Sequenzpräparates kommt es zu einer Hemmung der Proliferation des Endometriums. Das Endometrium wird unvollständig transformiert. Damit wird - sollte es wider Erwarten trotz Einnahme des Präparates dennoch zur Ovulation und Fertilisation gekommen sein - die Implantation des Embryos verhindert.

In vitro-Untersuchungen und tierexperimentelle Befunde zeigen, dass es durch den Einfluss der Steroide auch zu einer Beeinträchtigung der Motilität und des physiologischen Milieus der Tuben kommt. Dies führt zu einer Störung des Eizelltransportes und trägt damit ebenfalls zur kontrazeptiven Wirkung bei.

Da die Sequenzpräparate in der ersten Einnahmephase kein Gestagen enthalten, fehlt in dieser Phase die o.g. Wirkung sowohl auf den Zervixschleim als auch auf die Tubenmotilität. Bei den jüngeren Sequenzpräparaten wird daher spätestens am 10. Zyklustag mit der Zugabe des Gestagens begonnen. Dadurch ist – wie bereits erwähnt - die kontrazeptive Sicherheit der modernen Sequenzpräparate vergleichbar mit der der Kombinationspräparate.

6.5. Kontrazeptive Sicherheit hormonaler Kontrazeptiva

Die Wirksamkeit kontrazeptiver Methoden wird mit Hilfe des **Pearl-Index** bewertet, der die Anzahl der Schwangerschaften innerhalb eines Jahres bei 100 Anwenderinnen wiedergibt. Realistisch liegt der Pearl-Index bei Anwendung hormonaler Kontrazeptiva in der Größenordnung zwischen 0,4 und 2,0. Die Versagerquote ist meist auf Einnahmefehler zurückzuführen. Ohne kontrazeptive Maßnahmen ist innerhalb eines Jahres bei 100 Paaren im geschlechtsreifen Alter von ca. 85 Schwangerschaften auszugehen; der Pearl-Index läge also bei 85.

Bei regelmäßiger Einnahme hormonaler Kontrazeptiva ist für alle derzeit auf dem Markt befindlichen Präparate eine zuverlässige Kontrazeption zu erwarten.

Kontrazeptionsmethode	Pearl-Index
Ohne kontrazeptive Methoden	85-90
Natürliche Methoden	
Coitus interruptus	4-18
Zeitwahlmethode	1-35
Billings-Methode	5
Basaltemperaturmessung	1
Symptothermale Methode	1
Chemische Methoden	
Vaginale Spülungen	21-41
Spermizide Substanzen	3-21
Mechanische Methoden	
Kondome	7-14
Scheidendiaphragma	2-25
Scheidendiaphragma und spermizide Substanz	4
Intrauterinpessar	0,9-3
Hormonale Kontrazeptiva	
Monophasische Kombinationspräparate	0,2-0,4
Verhütungsring	0,65
Stufenpräparate	0,2-0,5
Sequenzpräparate	0,5
Minipille	0,5-3
Estrogenfreie Pille	0,14
Dreimonatsspritze	0,3-1,4
Hormonimplantat	0-0,08
Hormonpflaster	0,72
Hormonspirale	0,16
Interzeptiva	
Morning-after-Pill	1-5
Operative Methoden	
Transumbilikale Koagulation der Tuben	0,1-0,2
Vasektomie beim Mann	0,2-0,5

Tab. 6.4: Pearl-Index kontrazeptiver Methoden.

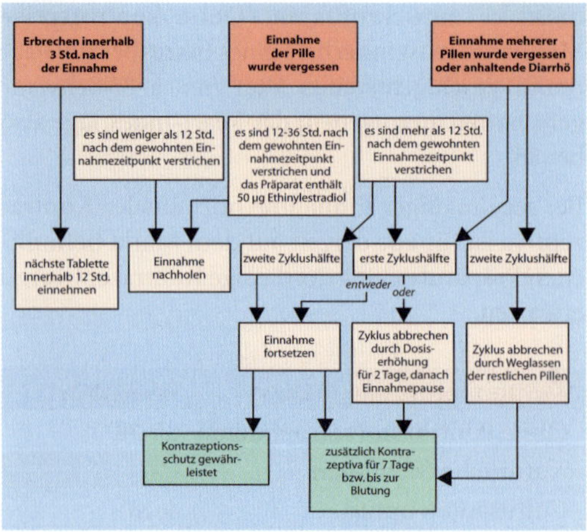

Abb. 6.3: Vorgehen bei unregelmäßiger Einnahme des Kontrazeptivums.

6.6. Andere Formen der hormonalen Kontrazeption

Neben den oben beschriebenen Kombinations- und Sequenzpräparaten gibt es auch die Möglichkeit zur Kontrazeption mit reinen Gestagenpräparaten. Es handelt sich hierbei insbesondere um die folgenden Applikationsformen:

- Minipille
- Postkoitale Kontrazeption ("Notfallkontrazeption", "Pille danach")
- Depotkontrazeptiva

6.6.1. Minipille

Für Frauen, bei denen eine Kontraindikation gegen estrogenhaltige Präparate besteht, bzw. für Frauen, die eine hormonale Kontrazeption mit möglichst geringer Zufuhr exogener Steroide wünschen, kann die reine Gestagengabe in Form der Minipille angeboten werden. Die Minipille ist von der Mikropille zu unterscheiden, mit der die niedrigdosierten oralen Kontrazeptiva gemeint sind. Die Gabe der Minipille ist auch in besonderen Situationen, wie z.B. während der Stillzeit, bei relativ älteren Patientinnen und – mit gewissen Einschränkungen – auch bei Raucherinnen zu diskutieren.

Präparate

In Deutschland sind Präparate mit folgenden Gestagenkomponenten im Handel:

- Norethisteron 0,35 mg
- Lynestrenol 0,50 mg
- Levonorgestrel 0,03 mg

Im Ausland sind darüberhinaus noch Präparate mit Norethisteronenantat und Medroxyprogesteronacetat im Handel.

Wirkungsweise

Obwohl die Minipille keine sichere Ovulationshemmung herbeiführt, entfaltet sie dennoch Effekte auf

- die Gonadotropinsekretion
- die Corpus-luteum-Funktion
- das Endometrium
- den Eizelltransport
- die Zusammensetzung der Zervikalschleims

Der Anteil anovulatorischer Zyklen beträgt unter Anwendung der Minipille 15-40 %. In den Zyklen, in denen es zur Ovulation kommt, verhindern die o.g. Effekte auf das Endometrium und die Corpus-luteum-Funktion eine effektive Konzeption. So lassen sich unter Einnahme der Minipille morphologische Effekte am Endometrium nachweisen: Es kann eine Hemmung der endometrialen Proliferation nachgewiesen werden, ebenso eine verfrüht einsetzende und deshalb nicht phasengerechte Transformation. Eine echte Endometrium-Hypotrophie/-Atrophie ist allerdings unter Einnahme der Minipille nicht zu erwarten. Aufgrund der o.g. Veränderungen kann man davon ausgehen, dass die Minipille die Implantation und das Überleben der Blastozyste erschwert, aber nicht hundertprozentig verhindert.

Durch den Einfluss des Gestagens auf die Zervix bleibt der Schleim auch zur Zyklusmitte zähflüssig und wird damit für Spermien nahezu impermeabel. Es ist bis heute unklar, ob es durch den Gestageneinfluss auch zu direkten Effekten auf die Spermien kommt, z.B. zu einer Hemmung der Kapazitation oder einer Beeinflussung des Spermienstoffwechsels. Durch den kontinuierlichen Gestageneinfluss bei Einnahme der Minipille kommt es typischerweise auch zu einer Beeinträchtigung des Eizelltransportes. Dies könnte eine Erklärung dafür sein, weshalb die Inzidenz von Extrauteringraviditäten unter Einnahme der Minipille (bezogen auf die Gesamtzahl der Schwangerschaften) erhöht ist.

Einnahmemodus

Die oben beschriebenen Effekte der Minipille sind dosis- und zeitabhängig.

Daher muss die Minipille – um einen ausreichenden Schutz zu gewährleisten – täglich, d.h. auch während der Blutung eingenommen werden und es sollte darauf geachtet werden, dass die Einnahme ohne zu große zeitliche Verzögerungen erfolgt.

Auch wenn diese Grundregeln beachtet werden, haben die verschiedenen Präparate doch insgesamt eine im Vergleich zu den etablierten Kombinations- oder Sequenzpräparaten geringere kontrazeptive Sicherheit. Dies lässt sich auch durch den **Pearl-Index** ausdrücken, der die Anzahl der Schwangerschaften innerhalb eines Jahres bei 100 Anwenderinnen wiedergibt. In Tab. 6.5 sind die Pearl-Indices einiger Gestagenpräparationen, die in Minipillen verwendet werden, dargestellt.

Präparat (Dosis mg)	Anzahl der Frauen	Anzahl der Zyklen	Zahl der Schwangerschaften	Pearl-Index
Lynestrenol (0,5)	5468	46081	31	0,0-0,9
Norgestrel (0,03-0,075)	4112	54537	157	0,0-4,3
Norethisteron (0,35)	690	9677	10	1,4-2,4

Tab. 6.5: Pearl-Index bei Einnahme der Minipille (modifiziert nach Taubert und Kuhl, 1995).

Einfluss der Minipille auf das Zyklusverhalten und menstruationsbezogene Beschwerden

Durch die bereits oben beschriebene Proliferationshemmung und nicht-phasengerechte Transformation des Endometriums kann es zu einer Beeinträchtigung des Blutungsrhythmus kommen. Bei 30-60 % der Frauen findet man Schmier- und Durchbruchsblutungen, die die Akzeptanz dieser Form der Kontrazeption signifikant beeinträchtigen. Menstruationsbezogene Beschwerden wie Dysmenorrhoe oder prämenstruelles Syndrom lassen sich dennoch auch mit der Minipille günstig beeinflussen. Nebenwirkungen wie Übelkeit, Gewichtszunahme, Schwindelgefühl u.ä., die unter Einnahme von Kombinationspräparaten oftmals beschrieben werden, sind bei Einnahme der Minipille seltener.

Neue Entwicklungen

Seit einiger Zeit ist die estrogenfreie Pille Cerazette® auf dem Markt. Es handelt sich um eine Minipille mit 75 µg 3-Ketodesogestrel. Im Gegensatz zu den bisher verfügbaren Minipillen kommt es bei Einnahme von Cerazette® zu einer Unterdrückung der Spitzenspiegel der endogenen Gonadotropine, der ovariellen Aktivität und der Ovulation. Das heißt, die kontrazeptive Wirkung wird nicht primär durch die extraovariellen Effekte erzielt, sondern – ähnlich wie bei den Kombinations- oder Sequenzpräparaten – durch die Ovulationshemmung. Die Minipillen-typischen Wirkungen an der Zervix und am Endometrium tragen allerdings auch bei Cerazette® zum kontrazeptiven Potenzial bei.

Im Unterschied zu den anderen Minipillen scheint bei Anwendung von Cerazette® die Inzidenz ektoper Schwangerschaften nicht erhöht zu sein. Darüber hinaus ist die Toleranz gegenüber Veränderungen des Einnahmeintervalls größer, da der Sicherheitsrahmen aufgrund der Ovulationshemmung großzügiger anzusetzen ist, d.h. das Sicherheitsfenster umfasst 12 Stunden, wie bei den kombinierten Kontrazeptiva. Als gewisser Nachteil bei dem Präparat gilt die höhere Variabilität der Blutungsmuster in den ersten Einnahmemonaten. Dieser Effekt ist allerdings bei längerer Einnahme rückläufig und damit für die meisten Frauen tolerabel.

Stoffwechselwirkungen von Cerazette®

Unter Einnahme von Cerazette® sind keine klinisch relevanten Veränderungen des Lipid- und Kohlenhydratstoffwechsels beschrieben worden. Ebenso ließ sich kein Einfluss auf die Blutdruckregulation nachweisen. Aus umfangreichen epidemiologischen Studien ergab sich kein erhöhtes Fehlbildungsrisiko für Kinder, deren Mütter das Präparat vor Eintritt der Schwangerschaft oder – unbeabsichtigt – in der Frühschwangerschaft eingenommen hatten. Cerazette® beeinflusst weder die Menge, noch die Qualität der Muttermilch, wenn das Präparat während der Stillperiode eingenommen wird. Unter der Einnahme können geringe Mengen Desogestrel in der Muttermilch nachgewiesen werden. Die geschätzte kindliche Gestagenbelastung dürfte bei ca. 0,01-0,05 mg Desogestrel pro kg Körpergewicht pro Tag liegen. Hierzu liegen allerdings bisher keine Langzeitbeobachtungen vor.

Zusammenfassend kann man damit sagen, dass dieses Präparat die Vorteile der Minipille nutzt und eine im Verhältnis zu den Kombinations- oder Sequenzpräparaten vergleichbare Sicherheit aufweist.

6.6.2. Postkoitale Interzeption - die "Pille danach"

Als Interzeptiva oder "Pille danach" bezeichnet man hormonelle Präparate, die postkoital verabreicht werden. Es kann sich hierbei um eine ein- oder zweimalige orale Gestagendosis oder eine Estrogen-Gestagen-Kombination handeln. Früher als Interzeptiva verabreichte hohe Estrogendosen kommen heute nicht mehr zur Anwendung. Prinzipiell können zur postkoitalen Interzeption auch Anti-Gestagene, z.B. Mifepriston (RU 486) gegeben werden. Allerdings ist in Deutschland der Einsatz dieses Präparates an strenge Auflagen gebunden und kommt für die Routineanwendung als zeitnahe postkoitale Interzeption daher nicht in Frage. Zur zuverlässigen postkoitalen Nidationshemmung kommt es auch, wenn innerhalb von 3-4 Tagen ein Intrauterinpessar eingelegt wird.

Wird zur Interzeption ein Estrogen-Gestagen-Präparat angewandt, so werden innerhalb der ersten 48 Stunden nach dem Geschlechtsverkehr 2 Dragees und innerhalb der nächsten 12 Stunden noch einmal 2 Dragees mit jeweils z.B. 0,25 mg Levonorgestrel und 50 µg Ethinylestradiol verabreicht ("Yuzpe-Regime").

Bei Anwendung eines reinen Gestagens sind verschiedene Dosierungen gebräuchlich: So können mit 12 Stunden Abstand z.B. zweimal 0,75 mg Levonorgestrel gegeben werden oder aber 1,5 mg Levonorgestrel als Einmalgabe. Die Arbeitsgruppe um von Hertzen (von Hertzen et al., 2002) hat im Rahmen einer World Health Organization (WHO)-Studie eine dreiarmige doppel-blind-randomisierte prospektive Studie durchgeführt und folgende Schemata zur Interzeption verglichen:

- Gruppe 1: 10 mg Mifepriston
- Gruppe 2: 2 x 0,75 mg Levonorgestrel innerhalb von 12 Stunden
- Gruppe 3: 1 x 1,5 mg Levonorgestrel

Es wurden 4136 Frauen eingeschlossen, die innerhalb von 120 Stunden nach ungeschütztem Verkehr eine Interzeption vorgenommen hatten. Diese Studie ergab Schwangerschaftsraten von 1,6 %, 1,8 % und 1,5 % (Gruppe 1-3). Das relative Risiko (RR) für den Eintritt einer unerwünschten Schwangerschaft betrug im Vergleich zwischen Gruppe 3 und Gruppe 2 0,83 (95 % Konfidenzintervall [KI] 0,46-1,50) und zwischen den Gruppen 2 + 3 und Gruppe 1 1,05 (95 % KI 0,63-1,76). Eine dementsprechende kontrazeptive Sicherheit bestand bis zu 5 Tagen nach erfolgtem Koitus. Zusammenfassend lässt sich daraus der Rückschluss ziehen, dass alle drei Schemata mit der gleichen Effizienz und Effektivität anwendbar sind und ein vergleichbares Nebenwirkungsprofil aufweisen.

Dennoch muss konstatiert werden, dass die postkoitale Interzeption - in welcher Form auch immer - ausschließlich für Notfälle empfohlen werden sollte und zur regelmäßigen Empfängnisverhütung ungeeignet ist. Sie erreicht nicht die Zuverlässigkeit der anderen hormonellen Kontrazeptiva. Eine mehrfache Anwendung innerhalb von 1 Monat sollte auch wegen der unerwünschten Hormonbelastung und wegen möglicher Zyklusstörungen unterbleiben.

6.6.3. Depotpräparate

Bei den Depotpräparaten (auch "Langzeitkontrazeptiva" genannt) unterscheiden wir Injektate und Implantate.

Zu den **Injektaten** gehören die

- "Dreimonatsspritze"
- "Einmonatsspritze"

Zu den **Implantaten** gehören Applikationsformen, die entweder

- Levonorgestrel oder
- Etonogestrel

enthalten.

6.6.3.1. Injektate

In Deutschland sind derzeit zwei Injektate im Handel:

- Depot-Clinovir® (150 mg Medroxyprogesteronacetat)
- Noristerat® (200 mg Norethisteronenantat)

Beim Depot-Medroxyprogesteronacetat handelt es sich um eine mikrokristalline Suspension, die an der Injektionsstelle ein Depot bildet, aus dem langsam die Resorption erfolgt. Das im Vergleich zum Medroxyprogesteronacetat deutlich lipophilere Norethisteron wird zum Teil auch im Fettgewebe als Sekundärdepot gespeichert. Daraus resultiert für beide Präparate eine etwas unterschiedliche Pharmakokinetik.

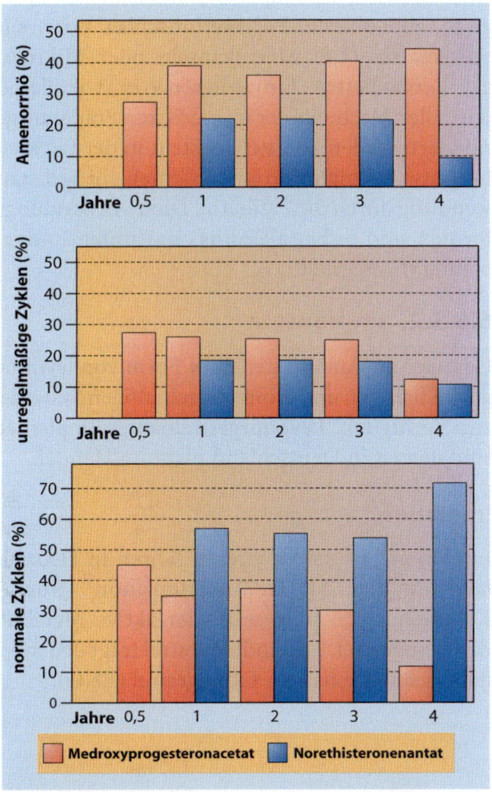

Abb. 6.4: Häufigkeit von Amenorrhoe und anderen Zyklusstörungen bei Anwendung von Depotgestagenen.

Medroxyprogesteronacetat hemmt recht zuverlässig den präovulatorischen LH-Peak und entfaltet demnach seine Wirkung hauptsächlich durch eine effektive Ovulationshemmung. Norethisteronenantat dagegen wirkt lediglich in den ersten 6-8 Wochen ovulationshemmend, und erzielt danach vor allem durch die Wirkung auf den Zervixschleim seinen kontrazeptiven Effekt. Auch am Endometrium kommt es bei beiden Injektaten zu Veränderungen, die allerdings unterschiedlich ausgeprägt sind. So bewirkt Medroxyprogesteronacetat eine sekretorische Transformation, die mit der Zeit in eine unterschiedlich stark ausgeprägte Atrophie des Endometriums übergeht. Norethisteronenantat hingegen führt zu einer deutlich schwächeren Transformation des Endometriums und nur selten zu einer echten Atrophie. Nach einjähriger Anwendung von Depot-Medroxyprogesteronacetat zeigen etwa 40 % der Frauen eine Amenorrhoe, nach Anwendung von Norethisteronenantat ca. 20 %.

Beide Präparate werden im Abstand von jeweils 3 Monaten i.m. injiziert. Der Pearl-Index liegt bei 0,1-0,6 und ist damit der Sicherheit von Kombinationspräparaten vergleichbar. Die Depot-Injektate bieten vor allem dadurch Vorteile, dass Anwendungs-/Einnahmefehler vermieden werden. Darüber hinaus eignen sie sich hervorragend für Frauen, bei denen aus verschiedenen Gründen eine Kontraindikation gegen Estrogene besteht. Frauen, die unter Endometriose, Dysmenorrhoe, Uterus myomatosus oder verstärkten Blutungen leiden, haben durch die Depotpräparate zusätzliche Vorteile im Hinblick auf die Behandlung dieser Störungen. Als gewisser Nachteil der Depot-Injektate muss angeführt werden, dass es in den ersten sechs Anwendungsmonaten gehäuft zu Blutungsstörungen kommt. Darüber hinaus ist bei Frauen mit Osteoporose ein negativer Einfluss der Depotgestagene bei Langzeitanwendung nicht auszuschließen.

Fertilität nach dem Absetzen der Depotgestagene

Einer der Gründe dafür, weshalb Depot-Injektate hier in Deutschland nicht so sehr verbreitet sind wie in anderen Ländern, dürfte darin liegen, dass viele Frauen und auch die behandelnden Ärzte die Sorge haben, dass die Fertilität nach Absetzen eines Depotpräparates für längere Zeit beeinträchtigt sein könnte.

Es konnte auch tatsächlich gezeigt werden, dass nach Absetzen eines Depot-Injektates die nächste Schwangerschaft später eintritt als beispielsweise nach der Entfernung eines Intrauterinpessars (IUP), nämlich durchschnittlich 10 Monate versus 4 Monate. Dies hängt mit der Depot-Wirkung und verzögerten Freisetzung der Substanzen zusammen. Betrachtet man allerdings die kumulative Schwangerschaftsrate nach ca. 2 Jahren, so lässt sich zwischen den Depot-Injektaten und anderen Kontrazeptiva kein Unterschied mehr aufzeigen, so dass man konstatieren kann, dass es durch Anwendung von Depot-Injektaten nicht zu einer langfristigen Verminderung der Fertilität kommt.

Die Einmonatsspritze

Bei der Einmonatsspritze ("injectable pill") handelt es sich um Depot-Injektate, die Kombinationen aus einem Estrogen und einem Gestagen enthalten. Einmonatsspritzen sind derzeit in Deutschland nicht im Handel, allerdings seit vielen Jahren in klinischer Prüfung. In Südamerika sind jetzt schon die folgenden Präparate im Handel:

▶ Lunelle® (Cyclo-Provera®)

Dieses Präparat enthält 25 mg Depot-Medroxyprogesteronacetat (DMPA) und 5 mg Estradiolcypionat.

▶ Mesigyna®

Dieses Präparat enthält 50 mg Norethisteronenantat und 5 mg Estradiolvalerat.

▶ Uno-Ciclo®/Perlutan®

Diese Präparate enthalten 10 mg Estradiolenantat und 150 mg Dihydroxyprogesteron-Acetophenid. Uno-Ciclo® und Perlutan® wurden bisher vor allem in Mexiko und Brasilien eingesetzt.

In China wurde eine Einmonatsspritze mit 17-OH-Progesteronacetat + Estradiolvalerat in größeren Studien getestet.

Die Einmonatsspritzen hemmen wie die oralen Kontrazeptiva sowohl die Follikelreifung als auch die Ovulation, während die Dreimonatsspritzen während des letzten Applikationsmonats überwiegend durch die peripheren Gestageneffekte ihre kontrazeptive Wirkung entfalten.

Der Pearl-Index wird für Lunelle® mit 0 und für Mesigyna mit 0,2 angegeben. Damit erreichen sie die gleiche Sicherheit wie orale Kombinationspräparate. Die Vorteile der Depot-Injektate sind darin zu sehen, dass

- kein EE eingesetzt wird
- die Anwendung nur einmal pro Monat erforderlich ist
- eine gute Zykluskontrolle besteht
- die Fertilität nach dem Absetzen unmittelbar gegeben ist

Die Nachteile sind allenfalls darin zu sehen, dass zur Injektion des Präparates einmal monatlich der Arzt aufgesucht werden muss.

Im Bereich der Depot-Injektate ist mit Neuentwicklungen zu rechnen. So werden derzeit Präparate entwickelt, die alle 1-6 Monate gespritzt werden müssen. Dies wird insbesondere durch eine Veränderung der Matrix erreicht, so sind z.B. wässrige mikrokristalline Suspensionen eines Levonorgestrelesters in Erprobung. Darüber hinaus wird versucht, das Präparat in einen kleinen biologisch abbaubaren Polymerumschlag oder eine Stützmatrix (z.B. Mikrokapseln oder Mikrokugeln) einzubetten. Ein weiterer Weg, wie die potenziellen Nachteile der injizierbaren Präparate gemindert werden könnten, besteht in der Entwicklung von Einmalinjektionssystemen zur Selbstanwendung durch die Patientin. Diese Anwendungsformen sind bisher allerdings nur unter Studienbedingungen erhältlich.

6.6.3.2. Implantate

Gestagenimplantate stehen in Form von levonorgestrelhaltigen und etonogestrelhaltigen Systemen zur Verfügung. Levonorgestrelhaltige Implantate sind derzeit in Deutschland nicht im Handel.

Implanon®

Implanon® ist seit mehreren Jahren in Deutschland auf dem Markt. Aus Implanon® wird 3-Ketodesogestrel freigesetzt, der aktive Metabolit des Desogestrel. 3-Ketodesogestrel trägt den internationalen Freinamen Etonogestrel (ENG).

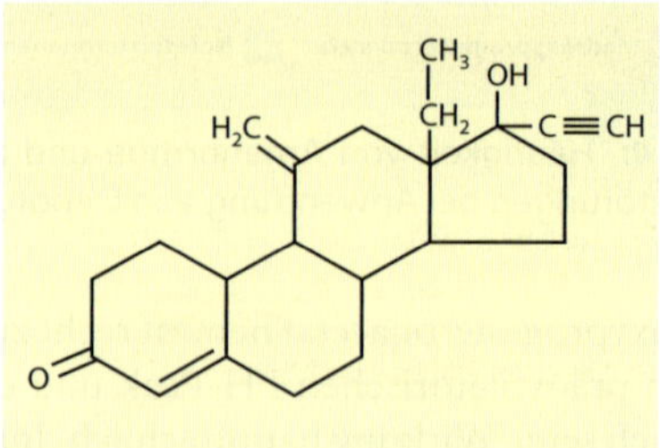

Abb. 6.5: Strukturformel von Etonogestrel.

Frühere Implantate hatten den Nachteil, dass sie maximal im ersten Jahr nach Einlage eine Ovulationshemmung erzielten. Danach kam die kontrazeptive Wirkung nicht mehr durch Ovulationshemmung, sondern durch die Effekte auf die Zusammensetzung des Zervixschleims, bzw. auf den Eizelltransport etc. zustande. Implanon® wurde mit dem Ziel entwickelt, über einen längeren Zeitraum eine sichere Ovulationshemmung zu erzielen. In Dosisfindungsstudien konnte gezeigt werden, dass eine tägliche Abgaberate von 30 µg Etonogestrel erforderlich ist, um den präovulatorischen LH-Peak sicher zu unterdrücken. Um allerdings diese Abgaberate über den gewünschten Zeitraum von 3 Jahren aufrechtzuerhalten, muss die initiale Abgaberate ca. 60 µg Etonogestrel pro Tag betragen.

Implanon® besteht aus einem Ethylenvinylacetat-Träger mit einer Länge von 4 cm und einem Durchmesser von 2 mm. Im Kern des Implantates sind 68 mg kristallines Etonogestrel in einer Matrix aus Ethylenvinylacetat-Kopolymer enthalten. Die Abgaberate beträgt initial 60-70 µg/die, am Ende des ersten Jahres 35-45 µg/die, am Ende des zweiten Jahres 30-40 µg/die und am Ende des dritten Jahres 25-30 µg/die.

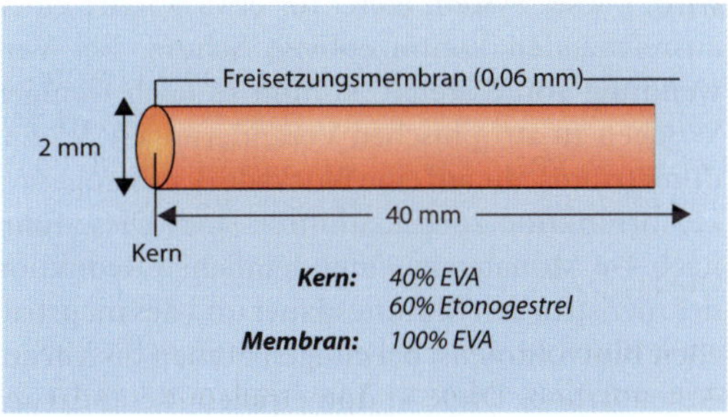

Abb. 6.6: Aufbau des Implanon®-Stäbchens.

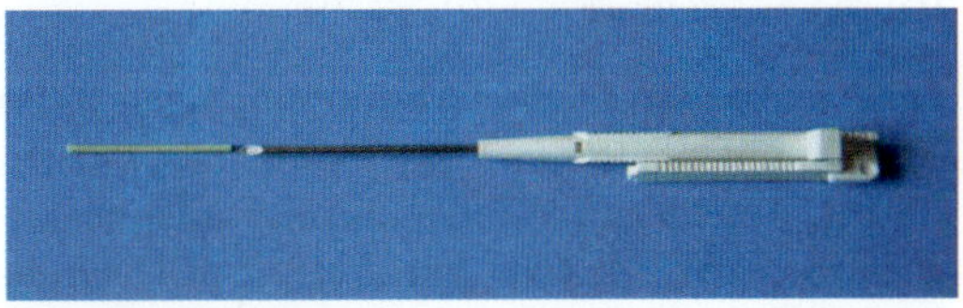

Abb. 6.7: Applikator zur Einlage des Implanon®-Stäbchens.

Einlage des Implantates

Die Einlage des Implantates sollte in den Tagen 1-5 des Zyklus erfolgen. Falls Implanon® unmittelbar postpartal eingesetzt werden soll, so empfiehlt sich die Einlage am 21.-28. Tag nach Entbindung. Das Stäbchen wird in Lokalanästhesie etwa 8-10 cm oberhalb des medialen Epikondylus des Oberarmknochens eingesetzt. Auf eine streng subdermale Lage muss geachtet werden, da es z.B. bei intramuskulärer Plazierung zu Problemen bei der Entfernung des Implantates kommen kann.

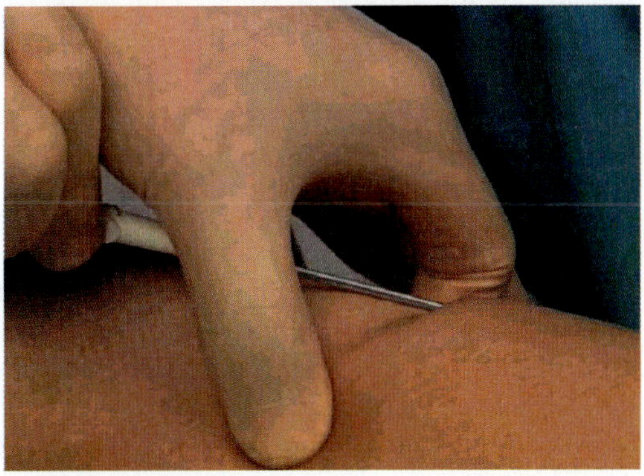

Abb. 6.8: Implanon®-Einlage.

Serumspiegel

Die Serumspiegel für Etonogestrel steigen innerhalb weniger Stunden an und erreichen bereits am ersten Tag ovulationshemmende Werte. Bereits nach 4 Tagen lassen sich Maximalwerte von ca. 800 pg/ml messen. Damit liegen die Serumkonzentrationen allerdings immer noch weit unter den Werten, die beispielsweise bei Anwendung eines Kombinationspräparates mit 150 µg Desogestrel erreicht werden (+/- 5000 pg/ml). Auch wenn die Serumkonzentrationen kontinuierlich absinken, so bleiben sie auch im dritten Anwendungsjahr hoch genug, um eine sichere Ovulationshemmung zu gewährleisten.

Nach Entfernen von Implanon® sinken die Etonogestrel-Serumspiegel innerhalb von etwa einer Woche in den nicht-messbaren Bereich ab. Das bedeutet, dass unmittelbar nach dem Absetzen die Fertilität wieder gewährleistet ist.

Die Ovulationshemmung kommt bei Implanon® durch die Suppression des präovulatorischen LH-Peaks zustande. Die endogenen Estradiolwerte sinken zwar innerhalb der ersten 4 Wochen nach Einlage deutlich ab, erreichen allerdings rasch wieder physiologische Werte, sodass unter Implanon® keine Estrogenmangelsymptome auftreten.

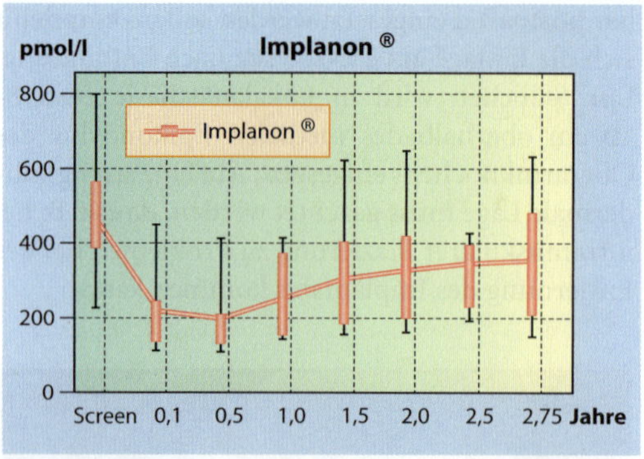

Abb. 6.9: Mittlere E2-Konzentration im Serum (modifiziert nach Croxatto et al., 1998).

Wie bereits ausgeführt, kommt es neben der Ovulationshemmung zu den bekannten Gestageneffekten an der Zervix und am Endometrium. Unter Implanon® nimmt die Endometriumdicke ab und erreicht durchschnittlich 4 mm. Histologisch findet sich bei den meisten Frauen ein inaktives, bzw. schwach proliferatives Endometrium. Eine echte Atrophie tritt nicht ein.

Blutungsverhalten

Unter langfristiger Gestagengabe kann sich das Blutungsverhalten ändern. So erhöht sich unter Implanon® die Wahrscheinlichkeit für unregelmäßige Blutungen. In etwa 20 % der Fälle kommt es zur Amenorrhoe. Hierauf muss die Anwenderin vor Einlage hingewiesen werden, da viele Frauen beunruhigt sind, wenn es kurz nach der Einlage zum Sistieren der Blutung kommt.

Entfernen des Implantates

Zur Entfernung des Implantates wird das Stäbchen zunächst palpatorisch lokalisiert. Falls das Implantat nicht palpiert werden kann, sollte versucht werden, das Stäbchen sonographisch aufzusuchen (am besten mit einem hochfrequenten Schallkopf von 12,5 Mhz oder höher). Anschließend wird ein Lokalanästhetikum unter die Spitze des Implantates appliziert. Durch einen 2-3 mm langen Schnitt kann dann mit Hilfe einer Pinzette bzw. einer feinen Klemme das Implantat meist mühelos entfernt werden. Insgesamt kommt es in weniger als 1 % der Fälle beim Einsetzen oder Entfernen des Implantates zu Problemen.

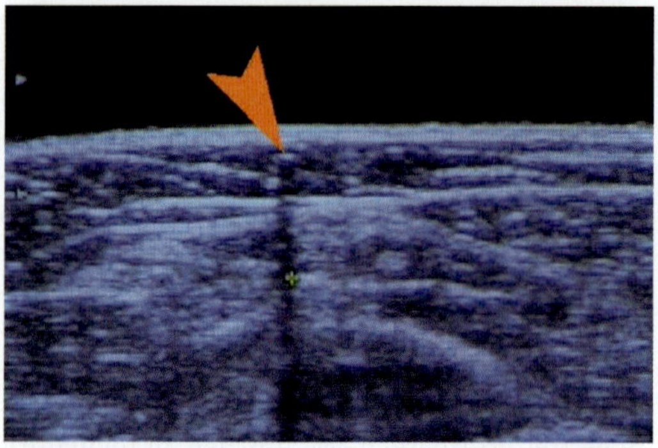

Abb. 6.11: Das Implantat lässt sich zur Lokalisation im Ultraschall am besten quer darstellen.

6.6.4. Gestagenhaltige Intrauterinsysteme

Gestagenhaltige Intrauterinsysteme stellen eine Form der Kontrazeption dar, die die Vorteile der klassischen Intrauterinpessare mit denen der hormonalen Verhütung miteinander verbinden, ohne mit den jeweiligen Nachteilen beider Methoden behaftet zu sein. Das heute am häufigsten eingesetzte System (Mirena®) besteht aus einem T-förmigen Polyäthylenkörper, der Levonorgestrel enthält, das in einer Menge von 20 µg/24 h initial und 14 µg/24 h im 5-Jahresdurchschnitt freigesetzt wird. Dieses System bietet für etwa 5 Jahre einen ausreichenden kontrazeptiven Schutz. Bei Verwendung von Mirena® kommt es nach wenigen Wochen zu atrophischen Veränderungen des Endometriums, die auf eine Blockade der Estrogenrezeptorfunktion zurückzuführen sind. Diese führt nach 4-6 Monaten zu einer deutlichen Reduktion der menstruellen Blutungsdauer und des menstruellen Blutvolumens, bei einigen Frauen bis hin zur Amenorrhoe. Diese endometrialen Veränderungen sind vollständig reversibel, so dass eine Konzeption auch unmittelbar nach Entfernung des Pessars möglich ist.

Die Zuverlässigkeit dieses hormonhaltigen IUP´s erreicht mit einem Pearl-Index von 0,1-0,2 Werte, die mit denen oraler Kombinationspräparate vergleichbar sind. Mirena® wurde 1997 in Deutschland eingeführt. Bis heute haben mehr als 500 000 Frauen in Deutschland dieses System eingesetzt. Typischerweise handelt es sich dabei um Frauen zwischen 30-40 Jahren mit ein bis zwei Kindern. Darüber hinaus wenden allerdings auch Nulliparae, die auf eine sichere, bequeme Langzeitkontra-

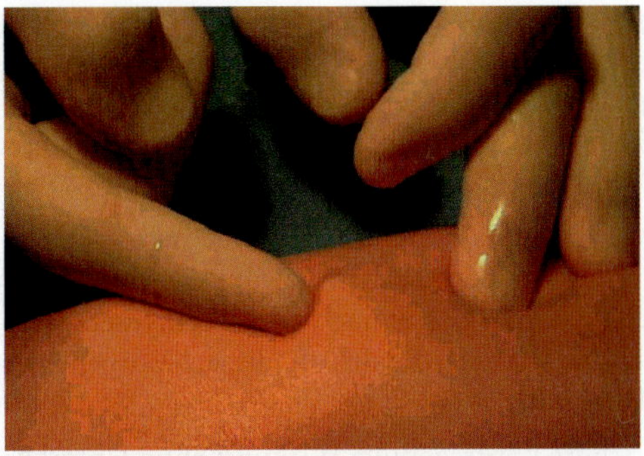
a

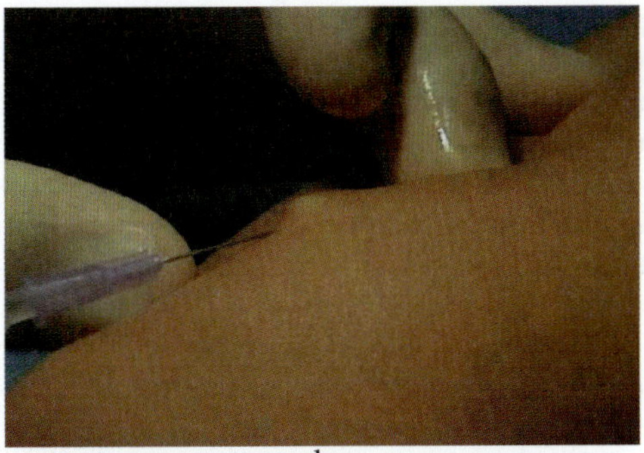
b

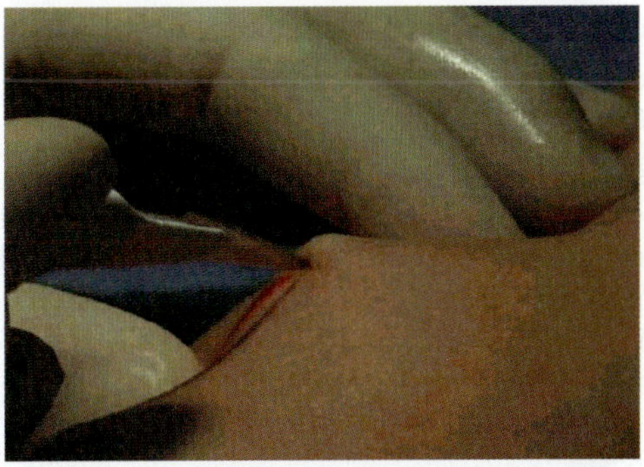
c

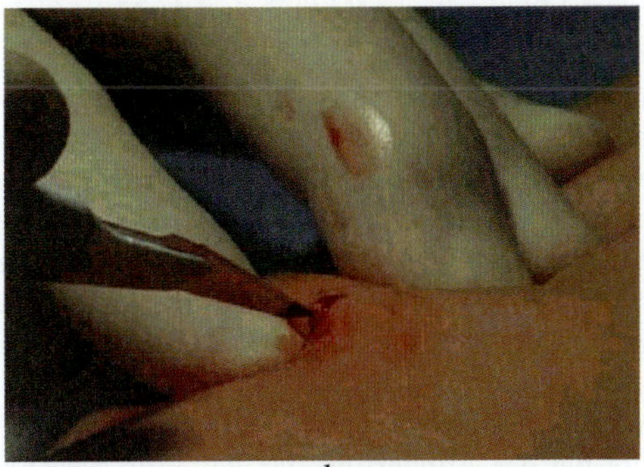
d

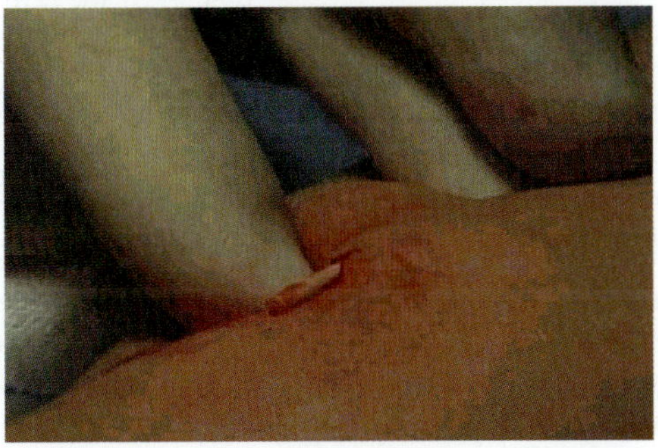
e

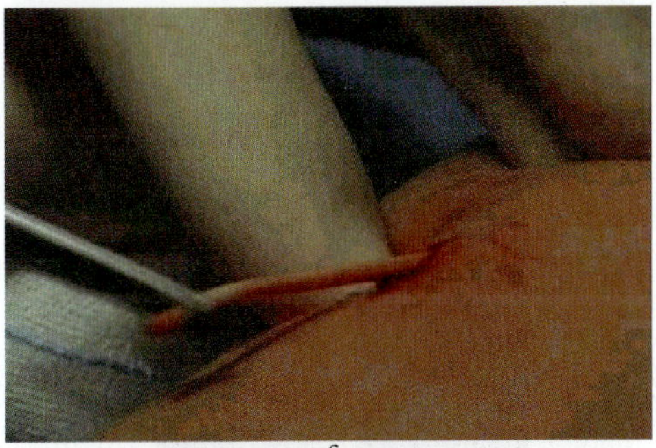
f

Abb. 6.10a-f: Entfernen des Implanon®-Stäbchens. **a:** Lokalisation: Für ein einfaches und problemloses Entfernen des Implantats ist die vorherige eindeutige Lokalisation Voraussetzung. Ein korrekt gelegtes Implantat ist aufgrund seiner subdermalen Lage leicht zu ertasten. Nach dem Desinfizieren wird das Implantat am proximalen Ende mit einem Finger fixiert und gegengehalten. **b:** Lokalanästhesie: Eine Lokalanästhesie sollte unbedingt *unterhalb* der Implantatspitze erfolgen. **c:** Inzision: Die Inzision erfolgt am besten mit einem spitzen Skalpell von unten, direkt bis an das Implantat heran, so dass die das Implantat umgebende Fibrinhülle bereits bei der Inzision gespalten wird. Den Kontakt mit dem Implantat erkennt man deutlich an einem kratzenden Geräusch. **d:** Spalten der Kapsel: Falls bei der ersten Inzision die Fibrinhülle noch nicht mit gespalten wurde, muss dies anschließend erfolgen. Dass die Kapsel gespalten ist, erkennt man an dem kratzenden Geräusch, das entsteht, wenn man mit der Spitze des Skalpells die Oberfläche des Implantats erreicht. *In keinem Fall sollte versucht werden, das Implantat herauszuziehen, wenn die Fibrinhülle noch nicht gespalten ist.* **e:** Herausdrücken des Implantats: Nach dem Spalten der Fibrinhülle lässt sich das Implantat problemlos herausdrücken und
f: mit einer Klemme entfernen. Die Einlage eines neuen Implantates kann unmittelbar in den Entfernungsschnitt erfolgen, wobei eine Lokalanästhesie des Legekanals zu empfehlen ist.

zeption Wert legen, Mirena® immer häufiger an. Etwa zwei Drittel der Neuanwenderinnen wandten zuvor orale Kontrazeptiva an. Als Grund für den Wechsel nennen die Frauen meist den Wunsch nach einem lokal applizierbaren Langzeitkontrazeptivum mit möglichst geringer Hormondosis. Etwa ein Drittel der Neuanwenderinnen hat zuvor ein kupferhaltiges IUP angewandt. Diese Gruppe von Frauen nennt als Grund für den Wechsel vom kupfer- zum hormonhaltigen IUP am häufigsten Blutungsstörungen.

Als wichtigste Veränderungen im Blutungsverhalten beim Einsatz von Mirena® sind die Verminderung der Blutungsstärke und die Verkürzung der Blutungsdauer zu nennen. Die Patientinnen müssen allerdings darauf hingewiesen werden, dass eine Vorhersage des individuellen Blutungsverhaltens nicht möglich ist. Dies gilt insbesondere für die Initialphase der Anwendung. So kann es in den ersten drei bis sechs Monaten zu Blutungsunregelmäßigkeiten, Spottings, bzw. sogar zu verlängerten Blutungen kommen. Bei ca. 25 % der Anwenderinnen kommt es initial zur Amenorrhoe. Auch dies muss bei der Aufklärung der Patientin erwähnt werden, da dieses Phänomen oftmals zur Irritation der betroffenen Frauen führt.

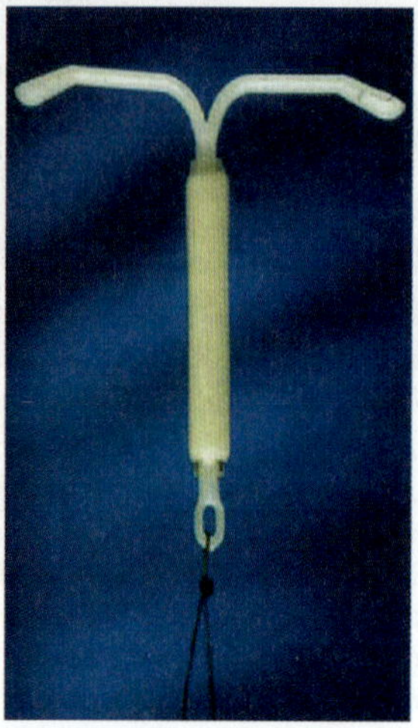

Abb. 6.12: Mirena®-IUP.

Die Anwendungsdauer der Mirena® wird mit 5 Jahren angegeben. Selbstverständlich gibt es Gründe, aus denen das IUP auch früher gewechselt/entfernt werden sollte. Insbesondere, wenn sich nach längerer Blutungsfreiheit wieder Blutungen/Blutungsstörungen einstellen und die Patientin weiterhin Blutungsfreiheit wünscht, kann ein "vorzeitiger" Wechsel sinnvoll sein. Die kontrazeptive Sicherheit ist allerdings auch bei Wiedereintreten der Blutung gegeben.

Wird nach 5 Jahren das IUP gewechselt, so kann – falls dies von der Patientin gewünscht wird – in der gleichen Sitzung das nächste IUP eingesetzt werden. Die Vorteile, die sich aus diesem Vorgehen ergeben sind:

- sichere kontrazeptive Wirkung ohne Unterbrechung
- es ist keine zweite Intervention erforderlich
- das bestehende Blutungsverhalten bleibt erhalten

Als gewisser Nachteil kann sich bei der Zweit-, bzw. Dritteinlage der Mirena® ergeben, dass durch den Gestageneffekt an der Zervix die Einlage durch eine hohe Rigidität der Zervix erschwert ist. Hierbei handelt es sich allerdings um eine eher seltene Situation, die in nahezu allen Fällen durch die Applikation eines Lokalanästhetikums zu überwinden ist.

Während im ersten Anwendungszyklus (1.-5. Anwendungsjahr) etwa ein Viertel aller Frauen eine Amenorrhoe entwickeln, steigt die Amenorrhoerate im zweiten konsekutiven Anwendungszyklus (6.-10. Anwendungsjahr) auf nahezu 60 %. Auch dies sollte bei der Aufklärung der Patientin erwähnt werden.

Anwendung von Mirena® in der Prämenopause

Die Patientin in der Prämenopause befindet sich in einer besonderen Situation. Auf der einen Seite ist die Konzeptionswahrscheinlichkeit physiologischerweise in dieser Lebensphase deutlich reduziert, auf der anderen Seite jedoch ist gerade in dieser Lebensphase eine sichere Kontrazeption erforderlich, denn zumeist haben die Frauen ihre Familienplanung abgeschlossen und eine erneute Schwangerschaft würde die individuelle Lebensplanung nachhaltig stören. Darüber hinaus wäre eine Schwangerschaft in diesem Lebensalter mit einer erhöhten Inzidenz von Schwangerschafts- und Geburtsrisiken verbunden. Auch aus diesem Grund ist eine sichere Kontrazeption wichtig.

Aus den genannten Gründen ist auch der Anteil von Frauen, die sich zur Sterilisation als definitive kontrazeptive Methode entschließen, deutlich höher als in anderen Altersklassen. Man muss jedoch anmerken, dass auch die Sterilisation – wenngleich eine der sichersten Verhütungsmethoden– keine absolute Sicherheit bietet. Langzeitkontrazeptiva sind hinsichtlich der kontrazeptiven Sicherheit durchaus mit der Sterilisation vergleichbar, wobei aber bei den Langzeitkontrazeptiva die volle Reversibilität gegeben ist. Auch die Sterilisation ist grundsätzlich reversibel, dies ist jedoch mit einem ungleich höheren Aufwand verbunden und oftmals gänzlich unmöglich. Daraus folgt, dass Patientinnen, die sich in der Prämenopause zur Kontrazeptionsberatung vorstellen, über alle verschiedenen Möglichkeiten und insbesondere auch über die hormonhaltigen IUP´s aufgeklärt werden sollten.

6.6.5. Hormonale Kontrazeption mit dem Vaginalring

Es ist bekannt, dass das Vaginalepithel eine hohe Resorptionsfähigkeit für Steroide besitzt. Aus diesem Grund kommen z.B. für die Hormonsubstitutionstherapie verschiedene intravaginale Applikationsformen zum Einsatz. Auch für die Kontrazeption wurden inzwischen hormonhaltige vaginale Applikationssysteme entwickelt.

Historische Entwicklung

Die ersten Vaginalringe, die zur Kontrazeption entwickelt wurden, enthielten ausschließlich Progesteron. Dies führte durch die relativ hohen Gestagendosen, die hierbei zum Einsatz kamen, zu inakzeptablen Nebenwirkungen insbesondere im Bereich des Lipidstoffwechsels. Bei Einsatz niedrigerer Gestagendosen kam es relativ häufig zu Blutungsstörungen, die für viele Patientinnen der Grund waren, die Applikationsform zu wechseln. Erst durch die Entwicklung von Vaginalringen mit Estrogen/Gestagen-Abgabe konnte dieses Problem gelöst werden. So konnte schon bei den ersten Prototypen mit Abgabe von EE und Norethisteronacetat (NETA) eine gute Zykluskontrolle sowie eine sichere Ovulationshemmung nachgewiesen werden (Ballagh et al., 1994). Als Nebenwirkung bei dieser Kombination wurde allerdings von vielen Patientinnen Übelkeit angegeben (Weisberg et al., 1999).

Hormonale Kontrazeption mit NuvaRing®

Im Jahre 1993 wurde erstmals ein Ring getestet, der ausschließlich aus Ethylenvinylacetat bestand. Auf dieser Basis konnte eine gleichmäßige Freigabe von Steroiden erzielt werden. Damit wurde der Grundstein zur Entwicklung des NuvaRing® gelegt.

Grundprinzip

NuvaRing® ist ein intravaginales System, das aus Ethylenvinylacetat (EVA) besteht und täglich 15 µg EE sowie 120 µg Etonogestrel (ENG) abgibt.

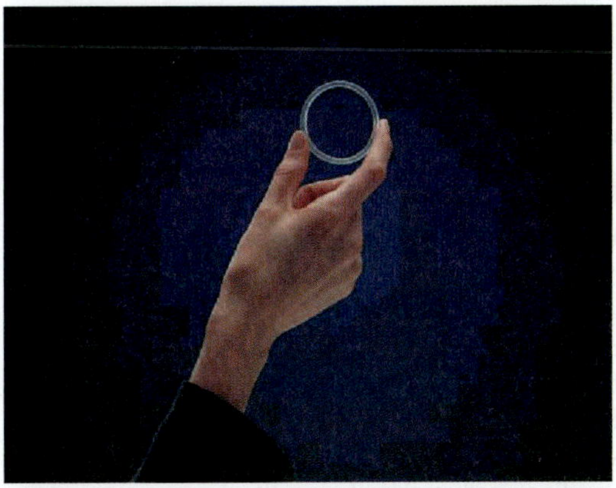

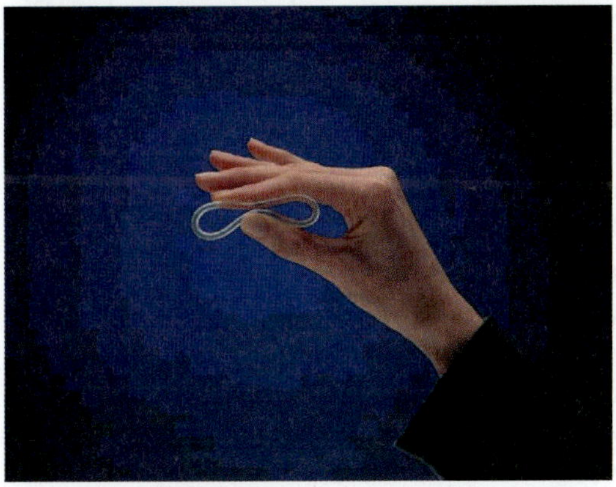

Abb. 6.13: NuvaRing®.

Der Ring ist flexibel, transparent, 4 mm dick und besitzt einen Außendurchmesser von 54 mm. Der EVA-Kern enthält eine Gesamtmenge von 2,7 mg EE und 11,7 mg ENG. Die äußere EVA-Membran sorgt für eine kontinuierliche Hormonabgabe. Etonogestrel ist der internationale Freiname für 3-Ketodesogestrel, den biologisch aktiven Metaboliten des Desogestrels. Etonogestrel ist als Gestagenkomponente sowohl in einer Reihe von oralen Kontrazeptiva, als auch in Implanon® enthalten. Daher konnte man bei der Entwicklung des NuvaRing® auf die bereits bekannten Daten zur Pharmakodynamik und Pharmakokinetik von Desogestrel zurückgreifen.

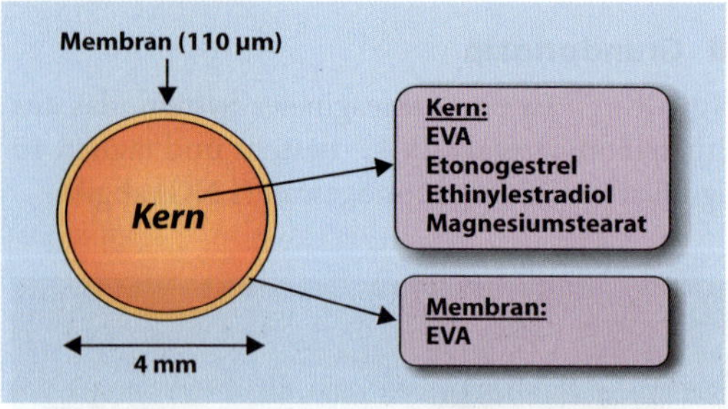

Abb. 6.14: Schematischer Aufbau des NuvaRing®.

Applikation des NuvaRing®

Es wird jeweils ein Ring pro Zyklus eingesetzt, wobei die übliche Applikationszeit 3 Wochen beträgt, gefolgt von einer "ringfreien" Woche bis zum nächsten Zyklus. Die initiale Einlage des Ringes erfolgt nach dem gleichen Prinzip wie der Beginn der Einnahme eines oralen Kontrazeptivums. Das Einsetzen und Entfernen des NuvaRing® übernimmt die Frau selbst. Hierbei sollte beachtet werden, dass der Ring nicht wie bei den typischen Diaphragmen exakt die Zervix umschließen muss, denn die intravaginale Position des NuvaRing® ist für die Wirksamkeit unerheblich. Durch die flexible Beschaffenheit und die optimierten Dimensionen des Ringes sind Einsetzen, Positionierung und Entfernung unkritisch.

Pharmakokinetik

Wie bereits erwähnt, liegen umfangreiche Daten zur Pharmakokinetik von Kombinationspräparaten mit EE und Etonogestrel vor, die als Vergleich zu den Serumkonzentrationen nach intravaginaler Applikation herangezogen werden können.

Hierbei fiel zunächst auf, dass bei intravaginaler Applikation eine konstante Hormonfreisetzung erzielt wird, während sich bei den oralen Präparaten tageszeitlich deutliche Schwankungen der Wirkspiegel darstellen.

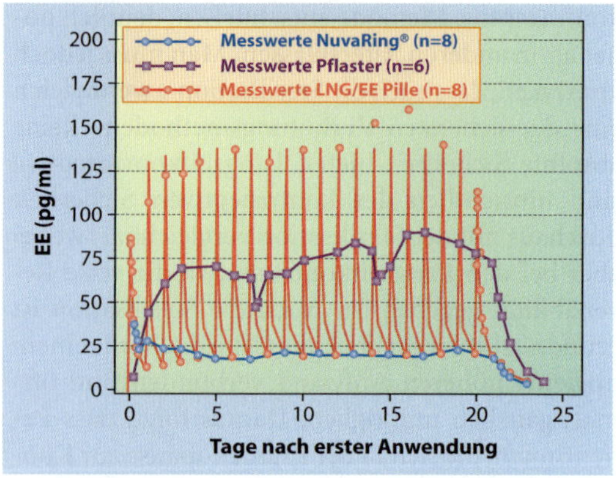

Abb. 6.15: Vergleich der EE-Serumspiegel unter der Anwendung von NuvaRing® sowie einem transdermalen (20 µg EE/d) und einem oralen Kontrazeptivum (30 µg EE/d). Unter NuvaRing® finden sich konstante Wirkspiegel, während das transdermale und das kombinierte orale Kontrazeptivum die charakteristischen Peaks aufweisen (modifiziert nach Van den Heuvel et al., 2005).

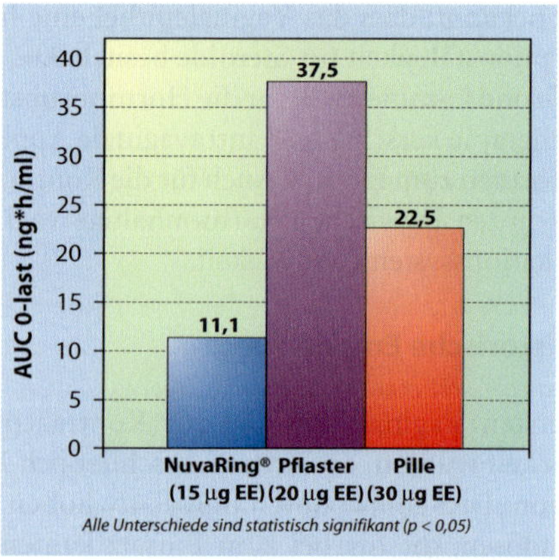

Abb. 6.16: Die monatliche systemische Exposition für EE ist unter NuvaRing® signifikant geringer, im Vergleich zu einem transdermalen und einem kombinierten oralen Kontrazeptivum (modifiziert nach Van den Heuvel et al., 2005).

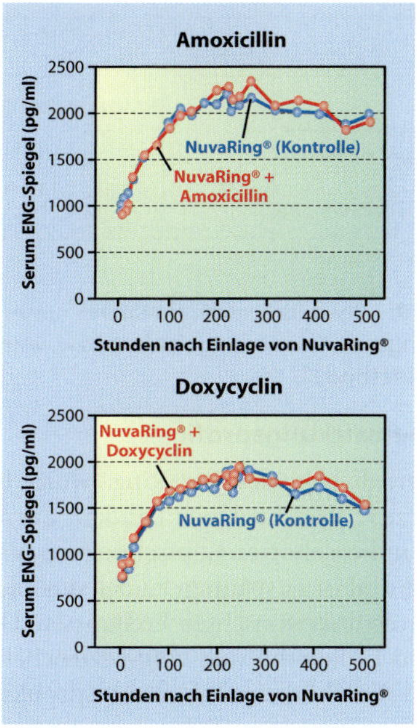

Abb. 6.17: Bei gleichzeitiger Anwendung von NuvaRing® und einem Antibiotikum zeigt sich kein Einfluss auf den Serum ENG-Spiegel (modifiziert nach Dogterom et al., 2005).

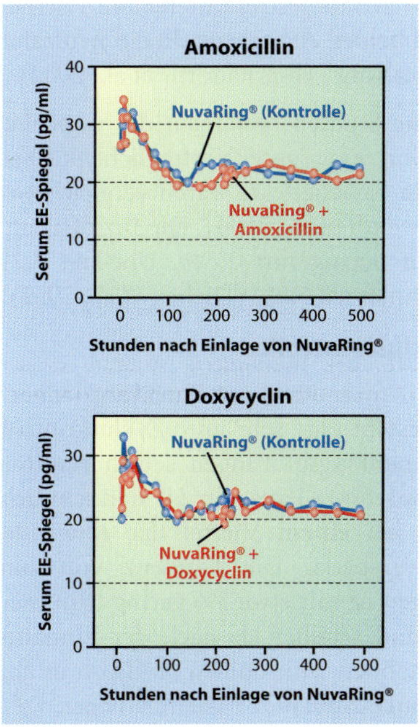

Abb. 6.18: Bei gleichzeitiger Anwendung von NuvaRing® und einem Antibiotikum zeigt sich kein Einfluss auf den Serum EE-Spiegel (modifiziert nach Dogterom et al., 2005).

Diese werden bei intravaginaler Applikation weder von der gleichzeitigen Anwendung mit bestimmten Antibiotika (Amoxicillin, Doxycyclin) (Dogterom et al., 2005), dem Spermizid Nonoxynol-9 (Haring & Mulders, 2003), noch dem Antimykotikum Miconazolnitrat (Verhoeven et al., 2004) negativ beeinflusst.

Darüber hinaus wurde deutlich, dass die mittlere Etonogestrelkonzentration unter NuvaRing® der durchschnittlichen Konzentration während der Anwendung eines oralen Kontrazeptivums vergleichbar ist, die mittlere EE-Konzentration jedoch nur etwa die Hälfte der Konzentration beträgt, die bei Anwendung eines oralen Kombinationspräparates erreicht wird. Bei direkten Vergleichsmessungen zwischen NuvaRing®, EVRA® und Microgynon® zeigte sich, dass die Exposition gegenüber EE bzgl. der maximalen Serumspiegel (Cmax) und der AUC bei NuvaRing® deutlich geringer als bei Pflaster und Pille war.

	Cmax pg/ml	AUC ngh/ml
NuvaRing®	36,8	10,4
Pflaster (EVRA®)	104	35,4
KOK (Microgynon®)	165	21,7

Tab. 6.6: Maximale EE-Serumkonzentrationen (Cmax pg/ml) unter NuvaRing®, Pflaster und einem oralen Kontrazeptivum sowie EE-Gesamtexposition (AUC ngh/ml) (Van den Heuvel et al., 2005).
AUC: area under the curve ist die Fläche unter der Kurve, die durch Integralrechnung berechnet werden kann und den Anteil eines Medikamentes darstellt, der vom Körper resorbiert wird.

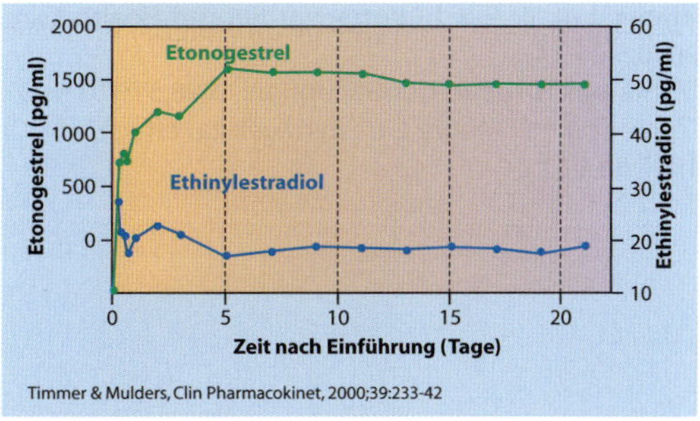

Abb. 6.19: Pharmakokinetisches Profil bei Anwendung von NuvaRing®. Bemerkenswert sind die konstanten Serumspiegel von Ethinylestradiol und Etonogestrel bereits wenige Tage nach Einführung des Ringes.

Durch vaginalsonographische Untersuchungen und Kontrolle der Hormon-Serumspiegel konnte gezeigt werden, dass durch Anwendung des NuvaRing® eine sichere Suppression der Follikelreifung und der Ovulation erreicht wird. Nach Entfernung des Ringes ist die Fertilität unmittelbar wieder gegeben. Die mediane Zeitdauer bis zur Ovulation nach Entfernen des Ringes betrug 19 Tage.

Kontrazeptive Sicherheit des NuvaRing®

Der NuvaRing® entfaltet seine Wirkung vor allem durch die sichere Ovulationshemmung (Abb. 6.20).

Die kontrazeptive Sicherheit des NuvaRing® wurde in einer Studie an 1182 Frauen geprüft. Während der Studiendauer von 1 Jahr wendeten 37 Frauen den Ring niemals an, d.h. die Intent-to-treat-Gruppe betrug 1145 Frauen. Insgesamt brachen 339 Frauen die Studie ab, damit ergibt sich eine Anzahl von 806 Frauen, die die Studie zu Ende führten. Es wurden insgesamt 12109 Zyklen beobachtet und es kam zu 6 Schwangerschaften, damit betrug der Pearl-Index 0,65 (95 %-Konfidenzintervall 0,24-1,41) (Roumen et al., 2001). Dies entspricht der Größenordnung, die für andere niedrig dosierte hormonelle Kontrazeptiva berichtet wurde.

NuvaRing®[1]	0,65
30 µg EE, 3 mg Drospirenon[2]	0,71
30 µg EE, 2 mg Chlormadinonacetat[3]	0,64
30 µg EE, 2 mg Dienogest[4]	0,68

Tab. 6.7: Pearl-Indices. Jüngere Studien nach GCP.
[1]Roumen FJ et al.: Hum Reprod; 2001;16(3):469-475.
[2]Huber J et al.: Eur J Contracept Reprod Health Care 2000;5:25-34.
[3]Zahradnik HP et al.: Contraception; 1998;57:103-109
[4]Zahradnik HP, Moore C in: Extragenital effects of OC; 1997:53-61.

	Schwangerschaften	Zyklen	Pearl-Index	95% CI
ITT (Versagen der Methode oder der Anwenderin)	6	12 109	0,65	0,24-1,41
PP (Versagen der Methode)	3	9 880	0,40	0,08-1,16

Roumen et al., Hum Reprod 2001; 16:469-75

Abb. 6.20: Pearl-Indices für NuvaRing® unter Berücksichtigung von Anwendungsfehlern bzw. vom "Versagen der Methode".

Nebenwirkungsprofil

Die Verträglichkeit des NuvaRing® wurde bei 1182 Frauen in 12 verschiedenen Ländern Europas geprüft. Hierbei gehörten Kopfschmerzen, Vaginitis, Übelkeit und Brustspannen zu den am häufigsten berichteten unerwünschten Ereignissen. Die Inzidenz von Leukorrhö und ringspezifischen Ereignissen (Fremdkörpergefühl, Koitusprobleme und Ausstoßung) wurde mit 5,3 %, bzw. 3,8 %, angegeben (Roumen et al., 2001).

Die Auswirkungen des NuvaRing® auf das Körpergewicht wurde im Vergleich zur Anwendung eines Kombinationspräparates mit 30 µg EE und 150 µg Levonorgestrel untersucht. Hierbei zeigte sich bei beiden Arzneimitteln ein neutraler Effekt des NuvaRing® (Bjarnadóttir et al., 2002).

Klinische Studien bestätigen der vaginalen Kontrazeption eine gute Verträglichkeit. Estrogenbedingte Nebeneffekte waren vergleichsweise selten (Ahrendt et al., 2006). Die Inzidenz an Brustspannen betrug nur 2,6%, Übelkeit 3,2% und Kopfschmerzen 5,8% (Dieben et al., 2002).

Zykluskontrolle

Bei der Anwendung von NuvaRing® über 3 Wochen besteht eine sehr gute Zykluskontrolle: Die Hormonentzugsblutungen setzen regelmäßig in der einwöchigen Pause ein. Sie sind schwächer und kürzer, bei einem Viertel der Anwenderinnen leicht verspätet. Die Inzidenz von Blutungsstörungen ist mit etwa 5% gering (Roumen et al., 2001) und seltener als nach der Einnahme von zyklusstabilen Mikropillen (Milsom et al., 2006) (siehe auch Abb. 6.21). Die relativ geringe Anzahl der Zusatzblutungen bei Anwendung von NuvaRing® könnte durch die kontinuierliche Freisetzung der Hormone aus NuvaRing® und das Vermeiden der täglichen Schwankungen mit den erheblichen Spitzen 2 bis 3 Stunden nach der Einnahme der oralen Kontrazeptiva bedingt sein.

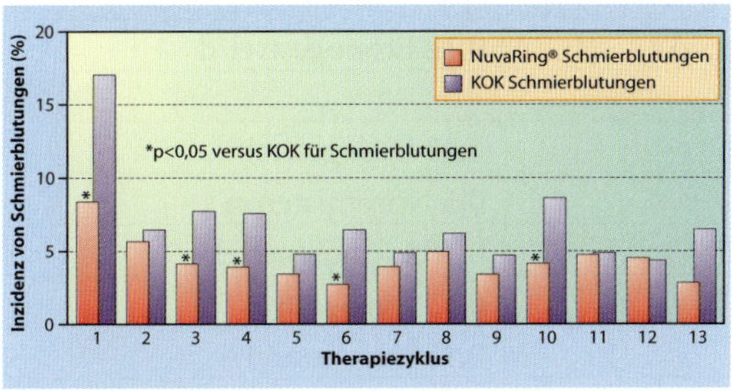

Abb. 6.21: Deutlich geringere Inzidenz von Schmierblutungen mit NuvaRing® im Vergleich zu einem kombinierten oralen Kontrazeptivum (KOK) mit 30 µg EE (modifiziert nach Milsom et al., 2006).

Analysen zum Einfluss von NuvaRing® auf Stoffwechselparameter zeigen minimale Effekte auf den Fettstoffwechsel und hämostaseologische Parameter sowie i.d.R. keine klinisch relevanten Wirkungen auf den Kohlenhydratstoffwechsel, das Blutdruckverhalten sowie auf die Zervix- und Vaginalzytologie.

Zusammenfassend kann man damit sagen, dass mit NuvaRing® eine moderne Verhütungsmethode zur Verfügung steht, die bei hoher kontrazeptiver Sicherheit - die mit der Sicherheit niedrigdosierter oraler Kontrazeptiva vergleichbar ist - eine gute Zykluskontrolle und ein günstiges Nebenwirkungsprofil bietet.

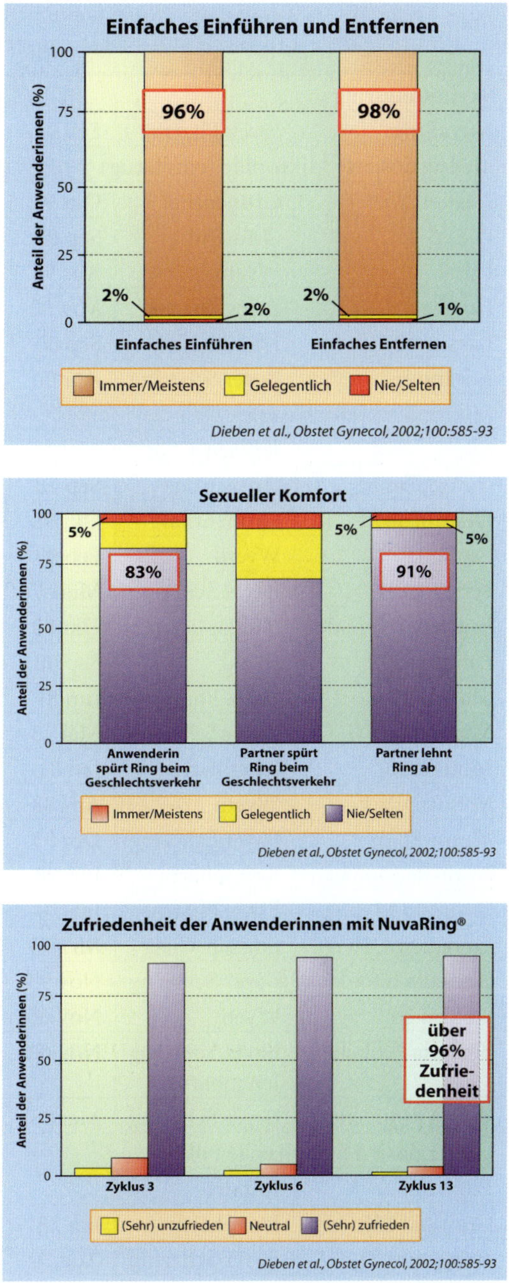

Abb. 6.22: Akzeptanz des NuvaRing® durch Anwenderinnen.

Präparat	Hersteller	Einführung	Zusammensetzung (mg)	
			EE	Gestagen
Verhütungsring				
NuvaRing	Essex Pharma	Feb 03	0,015/d	0,12 Etonogestrel/d
niedrig dosierte Mikropille (einphasig)				
Desmin 20	Grünenthal	Okt 98	0,02	0,15 Desogestrel
Eve 20	Grünenthal	Sep 95	0,02	0,5 Norethisteron
Leios	Wyeth	Apr 96	0,02	0,1 Levonorgestrel
Lovelle	Essex Pharma	Mrz 92	0,02	0,15 Desogestrel
Lamuna 20	Hexal	Sep 00	0,02	0,15 Desogestrel
Miranova	Bayer Schering	Apr 96	0,02	0,1 Levonorgestrel
Mikropillen (einphasig)				
Cilest	Janssen-Cilag	Nov 86	0,035	0,250 Norgestimat
Conceplan M	Grünenthal	Sep 78	0,03	0,5 Norethisteron
Desmin 30	Grünenthal	Okt 98	0,03	0,15 Desogestrel
Femigoa	Wyeth	Feb 93	0,03	0,15 Levonorgestrel
Femovan	Bayer Schering	Mai 87	0,03	0,075 Gestoden
Femranette mikro	Niddapharm	Okt 88	0,03	0,15 Levonorgestrel
Lamuna 30	Hexal	Sep 00	0,03	0,15 Desogestrel
Marvelon	Essex Pharma	Jun 81	0,03	0,15 Desogestrel
Microgynon	Bayer Schering	Mai 73	0,03	0,15 Levonorgestrel
Minisiston	Jenapharm	Jan 81	0,03	0,125 Levonorgestrel
Minulet	Wyeth	Apr 88	0,03	0,075 Gestoden
Mono-Step	Bayer Schering	Dez 93	0,03	0,125 Levonorgestrel
Nora-Ratiopharm	Ratiopharm	Jun 98	0,03	0,5 Norethisteron
Ovoresta M	Essex Pharma	Jan 78	0,0375	0,75 Lynestrenol
Ovysmen 1/35	Janssen-Cilag	Mrz 75	0,035	1 Norethisteron
Sinovula micro	Bayer Schering	Nov 93	0,03	0,5 Norethisteron
Stediril 30	Wyeth	Nov 66	0,03	0,15 Levonorgestrel
Yasmin/Petibelle	Bayer Schering/ Jenapharm	Nov 00	0,03	3 Drospirenon
YAZ/Yasminelle	Bayer Schering	Mai 08	0,02	3 Drospirenon
Höher dosierte einphasige Pillen				
Eugynon 21	Import		0,05	0,5 Norgestrel
Gravistat 125	Jenapharm	Jan 78	0,05	0,125 Levonorgestrel
Neogynon 21	Bayer Schering	Aug 70	0,05	0,25 Levonorgestrel
Neo-Stediril	Wyeth	Apr 76	0,05	0,125 Levonorgestrel
Non-Ovlon	Jenapharm	Jan 70	0,05	1 Norethisteronacetat
Stediril	Wyeth	Nov 66	0,05	0,5 Norgestrel
Stediril-d	Wyeth	Dez 66	0,05	0,25 Levonorgestrel
Höher dosierte zweiphasige Pillen				
Lyn-Ratio Sequenz	Ratiopharm	Jan 81	0,05	2,5 Lynestrenol

2-Stufen-Pillen				
Biviol	Essex Pharma	Mai 97	0,04/0,03	0,025/0,125 Desogestrel
Perikursal 21	Wyeth	Mrz 74	0,05/0,05	0,5/0,125 Levonorgestrel
Sequilar 21	Bayer Schering	Mrz 74	0,05	0,05/0,125 Levonorgestrel
Sequilar 28	Bayer Schering	Mrz 74	0,05	0,05/0,125 Levonorgestrel
3-Stufen-Pillen				
Novial	Essex Pharma	Mrz 01	0,035/0,03/0,03	0,05/0,1/0,15 Desogestrel
Novastep	Bayer Schering	Okt 98	0,03/0,04/0,03	0,05/0,075/0,125 Levonorgestrel
Pramino	Janssen-Cilag	Mrz 94	0,035/0,035/0,035	0,180/0,215/0,250 Norgestimat
Synphasec	Grünenthal	Sep 86	0,035/0,035/0,035	0,5/1/0,5 Norethisteron
Triette	Niddapharm	Mai 91	0,03/0,04/0,03	0,05/0,075/0,125 Levonorgestrel
Trigoa	Wyeth	Okt 95	0,03/0,04/0,03	0,05/0,075/0,125 Levonorgestrel
Trinordiol 21	Wyeth	Okt 79	0,03/0,04/0,03	0,05/0,075/0,125 Levonorgestrel
Trinovum	Janssen-Cilag	Mrz 83	0,035/0,035/0,035	0,5/0,75/1 Norethisteron
Triquilar	Bayer Schering	Feb 87	0,03/0,04/0,03	0,05/0,075/0,125 Levonorgestrel
Trisiston	Jenapharm	Jan 84	0,03/0,04/0,03	0,05/0,075/0,125 Levonorgestrel
Tristep	Bayer Schering	Okt 83	0,03/0,05/0,04	0,05/0,05/0,125 Levonorgestrel
Antiandrogene Pillen				
Belara	Grünenthal	Feb 99	0,03	2 Chlormadinonacetat
Diane 35	Bayer Schering	Jan 78	0,035	2 Cyproteronacetat
Gestamestrol N	Hermal	Dez 87		0,05 Mestranol, 2 Chlormadinonacetat
Neo-Eunomin	Grünenthal	Jan 85	0,05/0,05	1/2 Chlormadinonacetat
Valette	Jenapharm	Mrz 95	0,03	2 Dienogest
Depot-Spritze				
Depo-Clinovir	Pharmacia & Upjohn	Nov 68		150 Medroxyprogesteronacetat (auf 1 ml)
Hormonimplantat				
Implanon	Essex Pharma	Nov 99		68 Etonogestrel
Reine Gestagen-Pillen				
Cerazette	Essex Pharma	Nov 99		0,075 Desogestrel
Microlut	Bayer Schering	Mai 72		0,03 Levonorgestrel
Mikro 30 Wyeth	Wyeth	Mai 72		0,03 Levonorgestrel
28 Mini	Jenapharm	Sep 95		0,03 Levonorgestrel

Tab. 6.8: Zusammensetzung von oralen Kontrazeptiva.

6.6.6. Transdermale Kontrazeption

Das zurzeit einzige auf dem Markt befindliche Kontrazeptionspflaster (EVRA®) ist ein 20 cm^2 großes Matrixpflaster, das täglich 20 µg Ethinylestradiol und 150 µg Norelgestromin abgibt. Die Wirkstoffe werden in relativ konstanter Weise über die Haut aufgenommen. Das Pflaster wird auf saubere, trockene, unbehaarte und gesunde Hautstellen z.B. des Oberarms, des Oberkörpers, bzw. am Gesäß oder Bauch geklebt. Bei Erstanwendung wird das Pflaster am Tag 1 aufgeklebt, der Pflasterwechsel erfolgt am Tag 8 und Tag 15 und ab Tag 22 des Zyklus wird kein Pflaster mehr getragen. Nach 1 Woche beginnt der nächste Applikationszyklus. Im Vergleich zu oralen Kontrazeptiva, bei denen eine tägliche Einnahme notwendig ist, muss das Kontrazeptionspflaster nur einmal wöchentlich appliziert werden, hierdurch werden Anwendungsfehler reduziert. Der Pearl-Index liegt zwischen 0,72-0,9.

Die unter der Anwendung des Pflasters relativ konstanten Hormonspiegel wirken sich im Hinblick auf mögliche hormonabhängige Nebenwirkungen (u.a. gastrointestinal, Kopfschmerzen, prämenstruelles Syndrom) günstig aus, ebenso zeigt sich eine gute Zyklusstabilität. Als potenzielle Nachteile werden in ca. 17 % Hautirritationen angegeben, ferner sehen einzelne Anwenderinnen einen Nachteil darin, dass das Pflaster prinzipiell sichtbar ist.

EVRA® wurde erstmals 2002 zugelassen und stellt eine sinnvolle Ergänzung der heute verfügbaren hormonellen Kontrazeptionsmethoden dar.

Therapeutischer Einsatz hormonaler Kontrazeptiva

7. Therapeutischer Einsatz hormonaler Kontrazeptiva

Die Einnahme hormonaler Kontrazeptiva hat neben den primären Wirkungen auch Einfluss auf "extragenitale" Organsysteme, bzw. metabolische Wirkungen. Diese bezeichnen wir als "Nebenwirkungen".

Wir müssen zwei Formen von "Nebenwirkungen" unterscheiden:

- unerwünschte Nebenwirkungen
- erwünschte Nebenwirkungen

Zu den unerwünschten Nebenwirkungen zählt z.B. der Anstieg des Thromboserisikos durch Einnahme hormonaler Kontrazeptiva, die EE enthalten. Zu den erwünschten Nebenwirkungen zählen eine Reihe von Effekten hormonaler Kontrazeptiva, die man sich therapeutisch zu Nutze machen kann und die im Folgenden besprochen werden sollen.

7.1. Einfluss hormonaler Kontrazeptiva auf funktionelle Ovarialzysten

Die Bezeichnung "funktionelle Zyste" sollte nur für ovarielle Zysten angewandt werden, die eine messbare Estrogensekretion aufweisen. Somit ist letztlich auch der dominante Follikel eines regulären menstruellen Zyklus als funktionelle Zyste zu bezeichnen. Dysfunktionelle Zysten können von funktionellen Zysten aufgrund ihrer fehlenden Estrogenproduktion abgegrenzt werden. Solche dysfunktionellen Zysten finden sich beispielsweise während der Kindheit als antrale Follikel. In der Literatur finden sich verschiedene Definitionen für funktionelle Zysten, die sich z.B. an deren Größe orientieren. So können nach verschiedenen Autoren Zysten ab einer Größe von

- > 10 mm
- 10-30 mm (Killick et al., 1990) oder
- > 18 mm

als "funktionelle" Zysten bezeichnet werden.

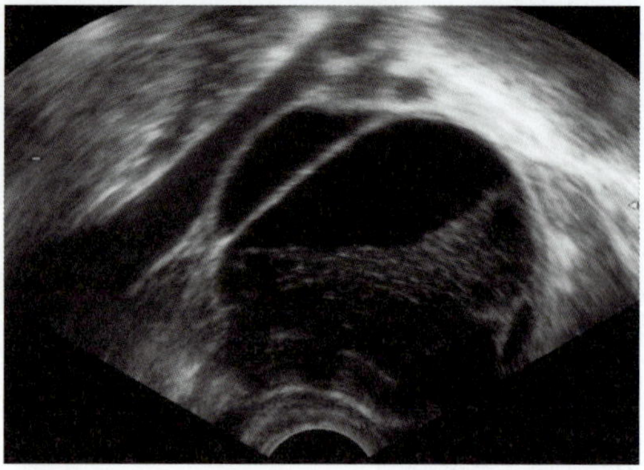

Abb. 7.1: Sonographisches Bild einer funktionellen Zyste im rechten Ovar.

Aufgrund dieser unterschiedlichen Definition lassen sich die verschiedenen Studien zum Zusammenhang zwischen Zysten und der Einnahme oraler Kontrazeptiva nur bedingt miteinander vergleichen. Darüber hinaus sind die Angaben zur Prävalenz funktioneller Zysten entscheidend davon abhängig, welche diagnostischen Verfahren zum Einsatz kommen. So wurden die großangelegten Studien des Royal College of General Practitioners und der Oxford Family Planning Association in den späten 60er, bzw. zu Beginn der 70er Jahre initiiert. Zu dieser Zeit waren ausschließlich hochdosierte Kontrazeptiva verfügbar und Ultraschalluntersuchungen zur Diagnostik zystischer ovarieller Strukturen wurden nicht durchgeführt. Daher wurden fast ausschließlich große, symptomatische Zysten entdeckt, die in den meisten Fällen auch der chirurgischen Revision bedurften. In diesen Studien wurde das relative Risiko (RR) zur Entstehung funktioneller Zysten bei Einnahme eines oralen Kontrazeptivums mit 0,08-0,48 berechnet, sodass ein protektiver Effekt abgeleitet werden konnte.

Mit der Einführung niedrig dosierter Kontrazeptiva und der Dreiphasenpräparate mit einem EE-Anteil von 20-35 µg sowie mit der Entwicklung neuer Gestagene wie Gestoden, Desogestrel und Norgestimat, wurde eine deutliche Zunahme der Inzidenz funktioneller Zysten (Inzidenzraten zwischen 11-39 %) beschrieben (Young et al., 1992). Es konnte eine signifikante Korrelation zwischen dem Nachweis der Zysten und den peripheren Estradiol-Serumkonzentrationen aufgezeigt werden. In den meisten Fällen zeigten die Zysten eine spontane Regression, ohne dass eine chirurgische Intervention erfolgen musste. Der Wechsel von einem monophasischen auf ein triphasisches Präparat führte offensichtlich zu einer insuffizienten ovariellen Suppression. Dies wurde durch eine Verkürzung des pillenfreien Intervalls kompensiert (Killick et al., 1990).

Holt et al. (1992) zeigten, dass das RR für funktionelle Zysten bei der Anwendung triphasischer Präparate bei 1,3, das Risiko also um 30 % höher lag. Demnach scheint im Gegensatz zu älteren hochdosierten Präparaten die suppressive Wirkung monophasischer Kontrazeptiva inadäquat zu sein (Holt et al., 1992).

In einer Kohortenstudie mit 7462 Frauen wurden bei 32 Pillen-Anwenderinnen funktionelle Zysten nachgewiesen. Dies entspricht insgesamt einem relativen Risiko von 0,91. Es zeigt sich eine signifikant negative Korrelation zwischen der Inzidenz funktioneller Zysten und dem EE-Gehalt der Kontrazeptiva: Das RR für Präparate mit weniger als 35 µg EE liegt bei 0,52, während das RR für Präparate mit mehr als 35 µg EE bei 0,24 liegt (Lanes et al., 1992).

Zusammenfassend kann man sagen, dass sich sowohl durch hochdosierte, als auch durch niedrigdosierte Kontrazeptiva eine Reduktion der Inzidenz funktioneller Zysten erreichen lässt. Aufgrund der geringeren suppressiven Wirkung ist dieser Effekt allerdings bei den niedrigdosierten Präparaten geringer ausgeprägt als bei den hochdosierten Präparaten. Dies ist allerdings von geringer klinischer Relevanz, da die meisten funktionellen Zysten ohnehin spontan verschwinden und so gut wie nie eine chirurgische Behandlung erfordern.

7.2. Hormonale Kontrazeptiva bei Hyperandrogenämie

Hormonale Kontrazeptiva und insbesondere solche mit antiandrogen wirksamen Gestagenen wie Cyproteronacetat, Chlormadinonacetat und Dienogest lassen sich therapeutisch wirksam zur gleichzeitigen Behandlung einer Hyperandrogenämie einsetzen.

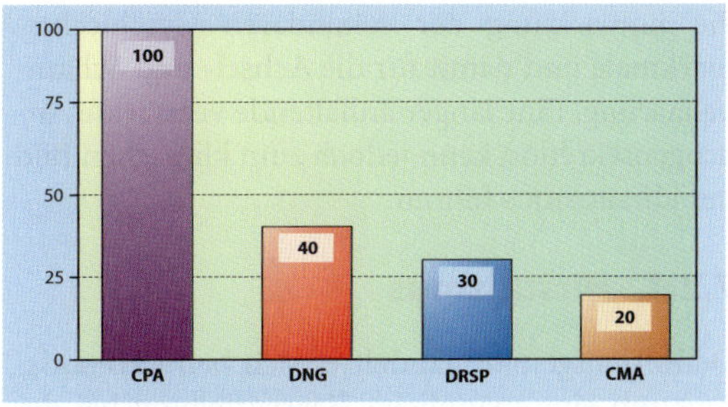

Abb. 7.2: Antiandrogene Wirksamkeit der Gestagene Cyproteronacetat (CPA), Dienogest (DGN), Drospirenon (DRSP) sowie Chlormadinonacetat (CMA) im Vergleich (basierend auf Ergebnissen im Hershberger-Test).

Zu den Hauptsymptomen der Hyperandrogenämie gehören Hirsutismus, Akne, ölige Seborrhoe und androgenetische Alopezie. Kommt es zusätzlich durch die Androgenwirkung zu Veränderungen des Habitus, Stimmveränderungen und Klitorishypertrophie, so spricht man von Virilisierung.

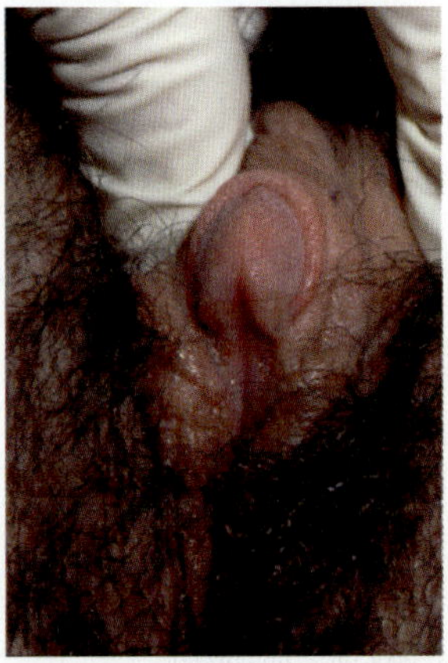

Abb. 7.3: Klitorishypertrophie bei einer 22-jährigen Patientin mit Virilisierung.

Während der Adoleszenz leiden etwa 40 % aller jungen Mädchen unter einer mehr oder weniger ausgeprägten Akne. Dieses Phänomen ist darauf zurückzuführen, dass die Funktion der Talgdrüsen durch Androgene stimuliert wird und in dieser Lebensphase die Relation von Androgenen und Estrogenen noch zugunsten der Androgene verschoben ist. Da in dieser Lebensphase die Zyklen häufig anovulatorisch ablaufen, ist die Progesteronsekretion unzureichend. Progesteron ist in diesem Zusammenhang als physiologisches Antiandrogen aufzufassen. Androgene sind essentiell für die Entwicklung der sekundären Geschlechtsmerkmale und damit für die Achsel- und Schambehaarung. Eine länger anhaltende **verstärkte** Androgensekretion kann jedoch zum klinischen Bild des Hirsutismus führen.

7.2.1. Hirsutismus

Definitionsgemäß handelt es sich beim Hirsutismus um eine männliche Haarverteilung bei der Frau mit Bildung von Bartbehaarung im Bereich von Oberlippe und Kinn sowie männlicher Schambehaarung. Die Behaarung kann auch perimamillär und peristernal ausgebildet sein. Die Ausprägung des Hirsutismus lässt sich nach verschiedenen Schweregraden einteilen.

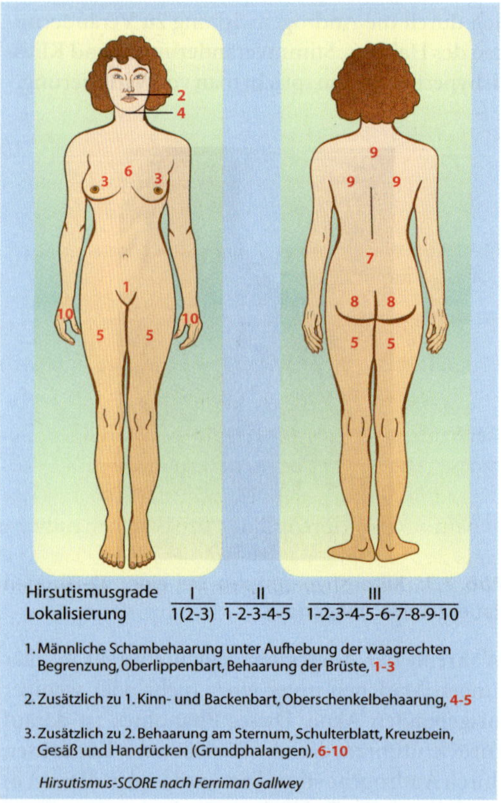

Abb. 7.4: Hirsutismus - Gradeinteilung.

Von einem leichten Hirsutismus spricht man bei geringgradiger Bartbehaarung. Bei einem mittelschweren Hirsutismus ist ein deutliches Wachstum der Terminalhaare an den männlichen Prädilektionsstellen nachweisbar.

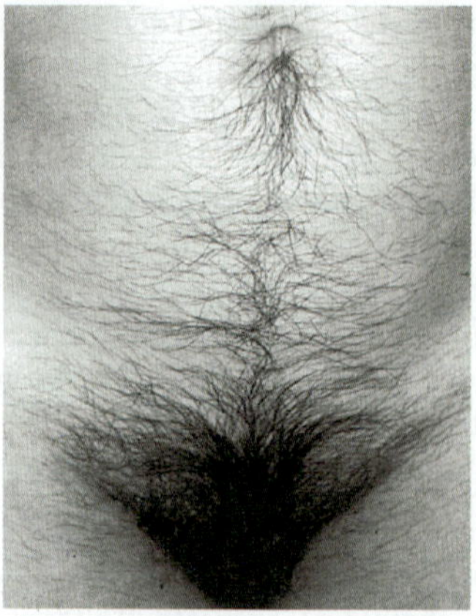

Abb. 7.5: 29jährige Patientin mit ausgeprägtem Hirsutismus und verstärktem Haarwachstum an den männlichen Prädilektionsstellen.

Beim schweren Hirsutismus ist zusätzlich der Brustbereich betroffen.

Vom Hirsutismus abzugrenzen ist die Hypertrichose, die eine genetisch bedingte Verstärkung des Terminalhaares im ganzen Körperbereich darstellt, wobei auch Unterarme und Unterschenkel betroffen sein können. Im Gegensatz zum Hirsutismus ist die Hypertrichose androgenunabhängig und durch Antiandrogene nicht zu beeinflussen. Die Hypertrichose stellt also keine Endokrinopathie im eigentlichen Sinne dar.

Pathogenetisch ist der Hirsutismus ein klinisches Phänomen, das eindeutig androgenabhängig ist und entweder durch erhöhte Androgenproduktion, eine erhöhte Aktivität der 5-α-Reduktase, oder durch eine erhöhte Sensitivität der jeweiligen Zielorgane zustande kommt (Cassidenti et al., 1991). Die Hyperandrogenämie kann ovariellen und/oder adrenalen Ursprungs sein, aber auch durch die Einnahme bestimmter androgen wirksamer Medikamente wie z.B. Anabolika auftreten (Breckwoldt, 1992). Kann keine spezifische Ursache gefunden werden, spricht man von idiopathischem Hirsutismus.

Testosteron und 5-α-Dihydrotestosteron haben im weiblichen Organismus vor allem folgende Funktionen:

- Androgene dienen als Präkursoren der Estrogensynthese
- Auf ovarieller Ebene sind Androgene an der Regulation der follikulären Entwicklung und Atresie beteiligt

- Androgene induzieren das Wachstum der sekundären Geschlechtsbehaarung
- Androgene haben eine anabole Wirkung

Bei Frauen mit Hirsutismus stimulieren die Androgene den Übergang vom Präterminal- zum Terminalhaar. Die Dicke und Länge des Haarschaftes nehmen zu, ebenso die Haarpigmentierung.

Bei Patientinnen, die über eine ausgesprochen rasche Zunahme des Hirsutismus berichten, muss ein androgenproduzierender, ovarieller oder adrenaler Tumor ausgeschlossen werden. Bei der Mehrzahl der Patientinnen muss die Diagnose "idiopathischer Hirsutismus" gestellt werden, da die Ursache letztlich unklar bleibt.

Hormonbestimmungen

Hormonbestimmungen zur Differentialdiagnostik des Hirsutismus sollten in der frühen Follikelphase durchgeführt werden. Hierzu werden zwischen 8.00 und 11.00 Uhr mindestens 3 Blutproben in 20-minütigem Abstand entnommen und folgende Bestimmungen durchgeführt:

- Luteinisierendes Hormon (LH)
- Follikelstimulierendes Hormon (FSH) (LH/FSH-Quotient)
- Estradiol (E_2)
- Gesamttestosteron/freies Testosteron (T/fT)
- Dehydroepiandrosteronsulfat (DHEAS)
- Sexualhormon-bindendes Globulin (SHBG)
- 17α-Hydroxyprogesteron (17a-OH-P_4)

Die Bestimmungen können in den einzelnen Proben, zweckmäßigerweise aber auch im gepoolten Blut vorgenommen werden.

Differentialdiagnostisch muss bei deutlich erhöhten Androgenspiegeln neben dem PCOS an das Vorliegen einer Hyperthecosis ovarii bzw. an ein late-onset-Adrenogenitales-Syndrom gedacht werden. Patientinnen mit einer **Hyperthecosis ovarii** weisen hohe Testosteronkonzentrationen, assoziiert mit supprimierten Gonadotropinwerten auf. Erhöhte Serumkonzentrationen für 17α-OH-P_4 können ein Hinweis auf das Vorliegen eines **late-onset-Adrenogenitalen-Syndroms** (AGS) sein. Patientinnen mit idiopathischem Hirsutismus weisen mitunter eine erhöhte 5-α-Reduktaseaktivität auf. In diesen Fällen kann die Bestimmung der 3-α,17-β-Androstendiolglucuronid-Serumkonzentration als Marker für die periphere 5-α-Reduktaseaktivität dienen (Vogt et al., 1992).

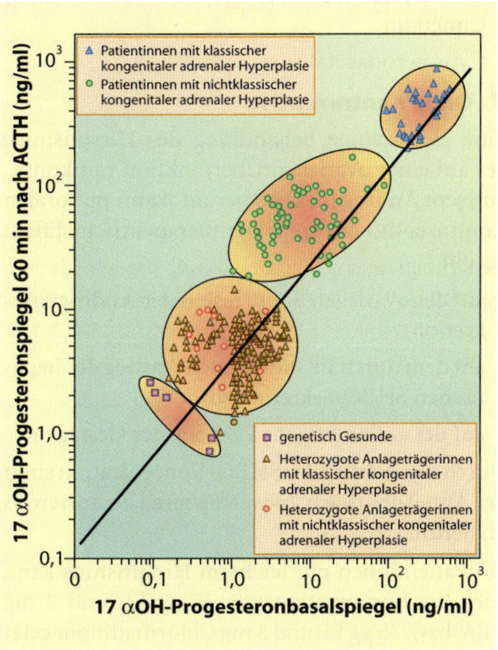

Abb. 7.6: ACTH-Test zur Diagnostik adrenaler Funktionsstörungen.

Behandlung

Die Behandlung des Hirsutismus richtet sich nach der zugrunde liegenden Ursache der Erkrankung.

Bei Vorliegen eines androgenproduzierenden Tumors steht die chirurgische Entfernung im Vordergrund. Bei adrenaler Ursache der Hyperandrogenämie kann durch Glukokortikoidbehandlung eine Suppression der Nebennierenfunktion und damit eine Normalisierung der Androgen-Serumkonzentration erzielt werden. Bei Patientinnen mit PCOS ist der Androgenexzess auf eine ovarielle Überfunktion zurückzuführen, so dass die ovarielle Suppression mit oralen Kontrazeptiva als Therapie der Wahl gilt. Dabei ist es sinnvoll, ein Gestagen mit gleichzeitig antiandrogener Komponente zu wählen.

Beim idiopathischen Hirsutismus ist definitionsgemäß die Ursache der Störung unbekannt, so dass keine kausale Therapie erfolgen kann. Es wurden verschiedene pharmakologische Therapieansätze beschrieben:

- orale Kontrazeptiva

- Medroxyprogesteronacetat
- Glukokortikoide
- Spironolacton
- Cimetidin
- Cyproteronacetat

Orale Kontrazeptiva

Eine gleichzeitige Behandlung des Hirsutismus, der auf einer ovariellen Überfunktion mit konsekutivem Androgenexzess beruht, kann mit oralen Kontrazeptiva erfolgen. Der therapeutische Effekt beruht

- auf der ovariellen Suppression der Androgensekretion
- auf dem durch EE induzierten Anstieg der hepatischen SHBG-Sekretion sowie
- auf der antiandrogenen Potenz der Gestagene

Durch den Anstieg der SHBG-Konzentration sinkt der Anteil des freien, bioverfügbaren Testosterons im Serum.

Bei Patientinnen mit **leichtem Hirsutismus** kann auch die Kombination von 35 µg EE und 2 mg CPA, bzw. 35 µg EE und 3 mg Chlormadinonacetat zur Suppression der ovariellen Androgenproduktion eingesetzt werden. Dieses Schema führt in ca. 70 % der Fälle zum deutlichen Rückgang der Symptome (Rosenfield et al., 1993; Yamamuoto et al., 1994).

	EE (µg)	Antiandrogenes Gestagen
Diane 35®, Juliette®, Bella-Hexal 35®, Attempta ratiopharm® 35 u.a.	35	Cyproteronacetat 2 mg
Valette®	30	Dienogest 2 mg
Petibelle®, Yasmin® aida®, Yasminelle®	30 20	Drospirenon 3 mg
Neo Eunomin®	50	Chlormadinonacetat 1 mg + 2 mg
Belara®, Balanca®	30	Chlormadinonacetat 2 mg

Tab. 7.1: Orale hormonale Kontrazeptiva bei Hirsutismus.

	E2/Ev	Antiandrogenes Gestagen	
Climen®	Ev 2 mg	Cyproteronacetat 1 mg	sequentiell
Climodien® Lafamme® Lafamme 1 mg®	Ev 2 mg Ev 2 mg Ev 1 mg	Dienogest 2 mg	kontinuierlich
Angeliq®	E2 1 mg	Drospirenon 2 mg	kontinuierlich

Tab. 7.2: HRT bei Hirsutismus.

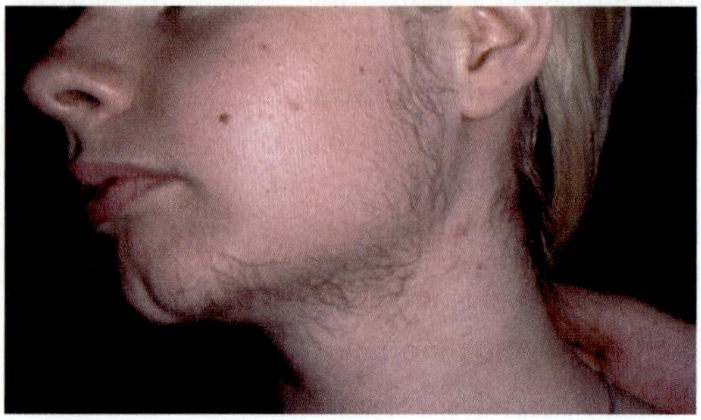

a

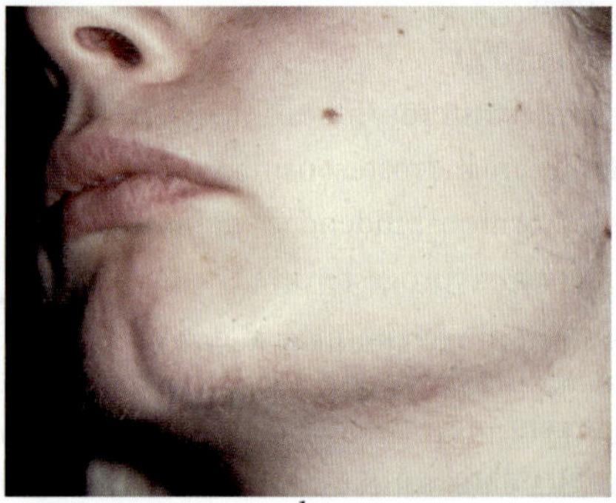

b

Abb. 7.7a+b: 19jährige Patientin mit PCOS. Deutlich verstärktes Haarwachstum im Gesicht vor Behandlung (a) und Besserung der Symptomatik nach 6-monatiger Einnahme eines hormonalen Kontrazeptivums mit 35 µg Ethinylestradiol und 2 mg Cyproteronacetat (b).

Bei postmenopausalen Patientinnen mit Hirsutismus kann eine Kombination von 10 mg CPA vom 16.-26. Zyklustag und 2 mg Estradiolvalerat über den gesamten Zyklus gegeben werden. Hierdurch wird gleichzeitig eine ausreichende Hormonsubstitution und die effektive Behandlung der hirsuten Symptome erzielt (Derman, 1995).

Bei sehr stark ausgeprägten Hirsutismusformen kommt initial eine hochdosierte Therapie mit Cyproteronacetat in Frage. Hierzu können z.B. 50 mg CPA vom 1.-14. Zyklustag, kombiniert mit 30 µg EE gegeben werden. Eine solch hochdosierte Behandlung ist allerdings nur sehr selten indiziert.

Nach 6- bis 12-monatiger Anwendung kann auf eine niedrig dosierte Standardtherapie übergegangen werden, da sich unter dieser Dosierung der initial erreichte kosmetische Effekt in aller Regel gut stabilisieren lässt und eine weitere Verbesserung der bis dahin erreichten Wirkung nicht mehr erwartet werden kann.

7.2.2. Androgenetische Akne und Alopezie

Die ölige Seborrhoe (Seborrhoea oleosa) ist auf eine verstärkte Talgproduktion zurückzuführen und führt zu stark fettender Haut und fettigem Haar, oft einhergehend mit verstärkter Schuppenbildung. Die Seborrhoe in Kombination mit einer Hyperkeratose der Haarfollikel kann zur Verstopfung der Ausführungsgänge der Talgdrüsen führen. Durch Sekundärinfektionen entwickelt sich dann das klinische Bild der androgenetischen Akne.

Im Bereich der Kopfhaut wirken Androgene inhibierend auf das Haarwachstum. Bei verstärkter Androgenisierung kann es dann zum lateral betonten Haarausfall unter dem Bild der androgenetischen Alopezie mit Bildung von "Geheimratsecken" kommen. Von diesen Androgenisierungserscheinungen ist die Virilisierung mit Klitorishypertrophie abzugrenzen (siehe Abb. 7.3), die meist auf einen androgenbildenden Tumor oder auf eine Nebennierenrindenhyperplasie mit verstärkter Androgensekretion zurückzuführen ist.

Die Therapie der androgenetischen Akne, bzw. der Alopezie kann nach den gleichen Prinzipien erfolgen wie die Behandlung des Hirsutismus. Die Erfolgsaussichten sind mit etwa 20 % allerdings bei der androgenetischen Alopezie als gering einzustufen. Nach Absetzen der Therapie muss in einem gewissen Prozentsatz mit einem Rezidiv der Virilisierungssymptomatik gerechnet werden.

7.3. Orale Kontrazeptiva bei Dysmenorrhoe

Als Dysmenorrhoe bezeichnet man die schmerzhafte mit starken Uteruskontraktionen einhergehende Regelblutung. Dabei wird eine primäre Form der Dysmenorrhoe von einer sekundären unterschieden. Die primäre Dysmenorrhoe wird während der Adoleszenz und im jugendlichen Alter beobachtet und ist Ausdruck einer dysfunktionellen Störung. Die sekundäre Dysmenorrhoe tritt im späteren Alter auf und wird im Zusammenhang z.B. mit einer Endometriose oder einer Myombildung gesehen.

Pathogenese

Pathogenetisch liegt der primären Dysmenorrhoe eine Imbalance des Eicosanoidstoffwechsels zugrunde. Dabei kann man davon ausgehen, dass die endometriale Synthese von PGF-2-α erhöht, die Synthese von Prostacyclin jedoch erniedrigt ist und sich damit die Relation zwischen uteruskontrahierenden und uterusrelaxierenden Mediatoren zuungunsten der Relaxation verschiebt. Die endometriale Synthese der Prostaglandine, insbesondere des Prostaglandin F2-α wird durch Sexualsteroide reguliert, wobei Estrogene die Synthese zu steigern scheinen. Misst man im Menstrualblut die Konzentration von PGF-2-α, so lassen sich bei der Dysmenorrhoe deutlich erhöhe Konzentrationen gegenüber der Eumenorrhoe nachweisen. Gleichzeitig ist die Ausscheidung von Prostacyclin und damit die uterusrelaxierende Wirkung vermindert.

Neben den Veränderungen im Eicosanoidstoffwechsel spielen auch psychogene Faktoren und kulturelle Einflüsse bei der Entstehung der Dysmenorrhoe eine wichtige Rolle.

Effekt oraler Kontrazeptiva

Während der Einnahme oraler Kontrazeptiva kommt es zu einem signifikanten Absinken der PGF-2-α Konzentrationen im Menstrualblut. Diese Veränderung hängt damit zusammen, dass das Verhältnis von estrogenen zu gestagenen Komponenten ausgeglichen ist und damit die PGF-2-α-stimulierende Wirkung auf das Myometrium vermindert wird. Klinisch beobachtet man in mehr als 70 % der Fälle ein deutliches Nachlassen der dysmenorrhoischen Beschwerden während der Einnahme oraler Kontrazeptiva. Sie lassen sich somit als wirksame Therapeutika zur gleichzeitigen Behandlung einer Dysmenorrhoe einsetzen.

7.4. Orale Kontrazeptiva bei prämenstruellem Syndrom (PMS)

Der Symptomenkomplex des prämenstruellen Syndroms (PMS) besteht aus regelmäßig auftretenden psychischen und/oder somatischen Beschwerden, die auf die Lutealphase des Menstruationszyklus beschränkt sind. Die beiden Kardinalsymptome des PMS sind Dysmenorrhoe und depressive Verstimmung, die in unterschiedlicher Intensität und Kombination auftreten. Zwischen 60 und 95 % aller Frauen im reproduktionsfähigen Alter leiden an geringgradig bis mäßiggradig ausgeprägten prämenstruellen Beschwerden, die durch Änderungen des Lebensstils wie diätetische Maßnahmen oder nichtsteroidale Antirheumatika (NSARs) in Form einer Bedarfsmedikation zufriedenstellend behandelt werden können (Campbell and Mc Grath 1997). Man kann allerdings davon ausgehen, dass etwa 10-15 % aller Frauen im reproduktionsfähigen Alter an einem stark ausgeprägten PMS leiden, welches am ehesten dahingehend definiert werden kann, dass eine signifikante Beeinträchtigung der Lebensqualität vorliegt und durch Analgetika wie NSARs keine substanzielle Besserung erzielt werden kann. Etwa 5 % der Frauen im reproduktionsfähigen Alter können aufgrund der Stärke der Beschwerden in der Lutealphase ihren täglichen Verrichtungen in sozialer und beruflicher Hinsicht nicht mehr dauerhaft nachgehen. Liegt die Betonung der Symptome im psychischen Bereich, spricht man in diesem Fall von premenstrual dysphoric disorder (PMDD) (Ross und Steiner 2003). Typisch für das Krankheitsbild des PMDD sind Konzentrationsstörungen, depressive Verstimmung, Ängstlichkeit, Interesselosigkeit, ein herabgesetzter ‚élan vital' und Schlafstörungen.

Eine Metaanalyse der Cochrane Library untersuchte 5 randomisierte Studien an 1600 Frauen und kommt zu dem Ergebnis, dass orale Kontrazeptiva zu einer signifikanten Verbesserung des prämenstruellen Syndroms führen (Lopez et al. 2008). Nach dreimonatiger Therapie mit einem oralen Kontrazeptivum mit Drospirenon als Gestagen kommt es gegenüber Plazebo zu einer signifikanten Verbesserung der PMS-Symptomatik, wobei auch Plazebo einen guten Therapieeffekt zeigt. Orale Kontrazeptiva mit Drospirenon scheinen über einen Behandlungszeitraum von 6 Monaten gegenüber anderen oralen Kontrazeptiva einen Vorteil in der Behandlung des PMS aufzuweisen. Studien mit einer längeren Therapiedauer von 2 Jahren zeigen allerdings keinen Unterschied zwischen oralen Kontrazeptiva mit Drospirenon und anderen oralen Kontrazeptiva.

7.5. Orale Kontrazeptiva bei Zyklusirregularitäten

Außer bei Dysmenorrhoe lassen sich orale Kontrazeptiva auch zur gleichzeitigen Behandlung von Zyklusirregularitäten einsetzen. Meno-Metrorrhagien mit unregelmäßig und verstärkt auftretenden Blutungen bessern sich während der Einnahme oraler Kontrazeptiva in den meisten Fällen. Auch epidemiologische Untersuchungen weisen darauf hin, dass während der Einnahme oraler Kontrazeptiva das Risiko für eine blutungsbedingte Eisenmangelanämie vermindert ist.

7.6. Orale Kontrazeptiva und Adnexitiden

Ein weiterer bemerkenswerter epidemiologischer Befund ist darin zu sehen, dass das Auftreten unspezifischer Adnexitiden bei Frauen, die orale Kontrazeptiva einnehmen, seltener gesehen wird als bei einem Vergleichskollektiv. Auch dieser epidemiologische Befund erscheint plausibel, da die oralen Kontrazeptiva nicht nur die Ovarialfunktion supprimieren, sondern bereits zu Beginn des Behandlungszyklus zu einem festen Verschluss des Zervikalkanals führen. Dabei wird die zervikale Sekretion inhibiert. Der in geringem Umfang produzierte Zervixschleim lagert wenig Wasser ein, ist in seiner Konsistenz viskös und damit für pathogene Keime nur erschwert penetrierbar. Gonokokken- und Chlamydieninfektionen sind aber in dieser Hinsicht eine Ausnahme, d.h. die Einnahme von oralen Kontrazeptiva schützt offenbar nicht vor diesen spezifischen Formen der Adnexitis.

Kontrazeption bei Risikopatientinnen

8. Kontrazeption bei Risikopatientinnen

Das Sicherheits- und das Nebenwirkungsprofil oraler Kontrazeptiva ist - wie in den vorigen Kapiteln dargestellt - in zahlreichen Studien an gesunden Frauen gut dokumentiert. Im Gegensatz dazu ist die Datenlage zum Gebrauch von oralen Kontrazeptiva bei Frauen mit gesundheitlichen Problemen von geringerer Qualität. Dennoch lassen sich fundierte Aussagen und Empfehlungen für den Gebrauch von oralen Kontrazeptiva bei Frauen formulieren, die zu den sogenannten "Risikokollektiven" gehören.

Als Risikokollektiv gelten natürlich nicht nur Frauen mit vorbestehenden Erkrankungen, sondern auch bestimmte Altersgruppen verlangen im Hinblick auf die Beratung zur Anwendung kontrazeptiver Methoden besondere Beachtung. Diese Besonderheiten sollen im Folgenden dargestellt werden.

8.1. Kontrazeption bei Jugendlichen

Das Sexualverhalten bei Jugendlichen hat sich in den letzten Jahrzehnten deutlich verändert: 38 % der 14-17-jährigen Mädchen und 29 % der Jungen geben an, bereits Geschlechtsverkehr gehabt zu haben. Es zeigt sich dennoch, dass – trotz aller Bemühungen der Schule oder des Elternhauses - das Wissen über grundlegende biologische Vorgänge eher gering ist. Kondome sind beim "Ersten Mal" das bevorzugte Verhütungsmittel. Mit zunehmender Erfahrung verlagert sich die Verhütung vom Kondom zur Pille. Oftmals wird auch eine Kombination aus Kondom + Pille angewandt. Dennoch werden in Deutschland pro Jahr über 10.000 Mädchen unter 18 Jahren schwanger.

Aus diesen Zahlen ergibt sich, dass eine suffiziente Beratung von Jugendlichen über die verschiedenen Möglichkeiten der Kontrazeption enorm wichtig ist. Die verschiedenen Präparate zur hormonalen Kontrazeption sind gerade für Jugendliche wegen ihrer hohen Sicherheit besonders zu empfehlen. Darüber hinaus können die günstigen "Nebenwirkungen" der Pille auf Blutungsstärke, Dysmenorrhoe, Androgenisierungserscheinungen, Ovarialzysten, Mastopathie, etc. gerade bei Jugendlichen gezielt genutzt werden.

Es wird häufig diskutiert, ob nicht gerade bei Jugendlichen der Einsatz von reinen Gestagenpräparaten zu bevorzugen sei. Hierzu muss Folgendes beachtet werden:

Gerade die Langzeitkontrazeptiva (Implantate) stellen für Jugendliche eine recht interessante Form der Kontrazeption dar, denn oftmals besteht bei sehr jungen Frauen ein gewisses Compliance-Defizit, das bei den Implantaten nicht zum Tragen kommt. Hierbei sind allerdings die oben erwähnten Nebenwirkungen – insbesondere die Veränderung des Blutungsverhaltens – mit den Anwenderinnen sorgfältig zu besprechen. Die "Dreimonatsspritze" ist bei Jugendlichen eher weniger verbreitet. Dies ist z.T. darauf zurückzuführen, dass die unter der Dreimonatsspritze beobachteten Gewichtsveränderungen gerade von Jugendlichen schlecht akzeptiert werden.

Die in Kürze erwartete Einführung der "Einmonatsspritze" (s.o.) mit einer Kombination aus Depot-Medroxyprogesteronacetat + Estradiolcypionat könnte für Jugendliche tatsächlich eine wichtige Weiterentwicklung darstellen, da dieses Präparat die hohe Sicherheit eines Injektates mit der Zyklusstabilität eines herkömmlichen Kombinationspräparates verbindet. Derzeit befindet sich ein Kombinationspräparat zur Selbstinjektion und Anwendung 1x pro Monat in Erprobung (Uniject/PATH). Dieses Präparat ist aber im Moment noch nicht verfügbar.

Bei der Anwendung von reinen Gestagenpräparaten ist auch bei Jugendlichen zu beachten, dass die potenziell günstigen Effekte von EE auf Akne und Seborrhoe, die durch die EE-induzierte Steigerung der SHBG-Sekretion zustande kommen, fehlen.

Ein Argument, das oftmals eingesetzt wird, um Jugendlichen hormonale Kontrazeptiva vorzuenthalten, besteht in den vermeintlich negativen Wirkungen der Kontrazeptiva auf den Hormonhaushalt der jungen Frau. Es gibt keinen Hinweis darauf, dass niedrig dosierte Kontrazeptiva einen unmittelbaren Einfluss auf die "Ausreifung des Zyklus" haben, so dass diese Präparate bei regelmäßigem Zyklus auch Jugendlichen verordnet werden können. Auch die Sorge, dass es bei zu frühem Einsatz hormonaler Kontrazeptiva zu einer langfristigen Beeinträchtigung der Fertilität bzw. zu einem häufigeren Auftreten der "post-pill-Amenorrhoe" kommt, ist unberechtigt. Zyklusstörungen, die sich nach dem Absetzen der Pille manifestieren, waren meist schon präexistent und wurden lediglich durch die Pilleneinnahme kaschiert.

Auch bei den Jugendlichen mit unregelmäßigem Zyklus kann die Pille verordnet werden, ja in einigen Fällen besteht sogar eine eindeutige Indikation hierzu. So sollte z.B. bei jungen Frauen mit PCOS die Indikation zur Verordnung eines hormonalen Kontrazeptivums großzügig gestellt werden, denn hierdurch kann eine effektive Therapie der Hyperandrogenämie und der damit vergesellschafteten metabolischen Störungen angeboten werden.

Bei der Verordnung von kontrazeptiven Maßnahmen bei Jugendlichen sind neben den fachlichen Gesichtspunkten auch rechtliche Aspekte zu bedenken:

Nach § 176 Abs. 3 StGB ist der Beischlaf mit einem Kind unter 14 Jahren als sexueller Missbrauch zu bewerten und somit strafbar. Daher kann es bei der Verordnung von Kontrazeptiva sinnvoll sein, die schriftliche Einwilligung beider Elternteile einzuholen. Bei Jugendlichen zwischen 14-16 Jahren sollte die schriftliche Einwilligung von mindestens 1 Elternteil vorliegen. Liegt dies nicht vor, so muss sich der Arzt "...von der psychosexuellen Reife und Einwilligungsfähigkeit der Jugendlichen selbst überzeugen...". Dass dies in der Praxis oftmals schwierig ist, liegt auf der Hand. Bei Jugendlichen, die älter als 16 Jahre sind, sollte nur dann ein Elternteil hinzugezogen werden, wenn der Arzt der Ansicht ist, dass die Einwilligungsfähigkeit nicht gegeben ist (Brucker, 2002).

8.2. Alter über 35 Jahre

Frauen in der Altersgruppe zwischen 35 Jahren und der Menopause haben ein besonderes Interesse an einer effizienten Kontrazeption. Vor allem der hohe Anteil an Frauen mit abgeschlossener Familienplanung sowie die Tatsache eines erhöhten Risikos für Aborte und Schwangerschaftskomplikationen sind in dieser Altersgruppe zu erwähnen. Hinzu kommt, dass betroffene Frauen auch oftmals den Wunsch äußern, die bisher eingenommene, effiziente und gut tolerierte Kontrazeptionspraxis nicht aufgeben zu wollen. Darüber hinaus haben orale Kontrazeptiva den Vorteil einer signifikanten Verbesserung von Beschwerdebildern wie Meno-Metrorrhagie und vasomotorische Störungen (Casper et al., 1997). Diese Beschwerden treten häufiger in der Altersgruppe von Frauen zwischen 35 Jahren und der Menopause als bei jüngeren Frauen auf.

Allgemein kann festgestellt werden, dass Frauen in der Altersgruppe >35 Jahre orale Kontrazeptiva mit hoher Sicherheit anwenden können. Eine kombinierte Analyse von zwei populationsbasierten Fallkontrollstudien fand bei gesunden, nicht rauchenden Frauen über 35 Jahre kein erhöhtes kardiovaskuläres Risiko (Myokardinfarkt [MI], Schlaganfall) unter Einnahme von Präparationen <50 µg EE (Sidney et al. 1998; Schwartz et al. 1998). Laut Empfehlungen des American College of Obstetricians and Gynecologists (ACOG) ist bei Frauen ohne zusätzliche Risikofaktoren die durchgehende Einnahme von oralen Kontrazeptiva bis zum 55. Lebensjahr, bzw. bis zum Eintritt der Menopause vertretbar (ACOG 2000).

Das Thromboserisiko von Pillenanwenderinnen in dieser Altersgruppe wird kontrovers diskutiert. Mehrere epidemiologische Untersuchungen zeigen, dass das Thromboserisiko mit zunehmendem Alter ansteigt, obwohl dieser Effekt nicht in allen Studien festzustellen war. Die Einnahme oraler Kontrazeptiva scheint diesen altersbedingten Effekt jedenfalls nicht zu verstärken. Frauen, die orale Kontrazeptiva nach dem 35. Lebensjahr weiter einnehmen, sollten bzgl. eines grundsätzlichen altersbedingt erhöhten Thromboserisikos aufgeklärt werden.

8.3. Nikotinabusus

Ältere Präparationen mit >50 µg EE sind bei Raucherinnen mit einem signifikant erhöhten MI-Risiko assoziiert, wobei eine zusätzliche Risikosteigerung bei Frauen >35 Jahre besteht (Croft and Hannaford 1989). Neuere Studien zum Gebrauch von oralen Kontrazeptiva mit <50 µg EE zeigen hingegen kein erhöhtes Risiko für MI und Schlaganfall bei Raucherinnen (Sidney et al. 1998; Schwartz et al. 1998). Da in diesen Arbeiten aber nur eine geringe Anzahl an Frauen über 35 Jahre untersucht wurde, sollte Raucherinnen über 35 Jahre weiterhin auch von Präparationen mit <50 µg EE abgeraten werden.

8.4. Bluthochdruck, kardiovaskuläre Erkrankungen

Orale Kontrazeptiva erhöhen sowohl den systolischen als auch den diastolischen Blutdruck (RR)-Wert um etwa 6-8 mmHg (Cardoso et al. 1997; Narkiewicz et al. 1995). Zwei Studien zum Gebrauch von Präparationen mit <50 µg EE zeigen kein erhöhtes Risiko für MI und Schlaganfall bei hypertensiven Frauen (Sidney et al. 1998; Schwartz et al. 1998). Jedoch wurde in einer dänischen Fallkontroll-Studie bei Frauen mit zerebraler Thrombose und Hypertonie ein 3-fach erhöhtes Schlaganfallrisiko ermittelt (Lidegaard 1995). Diese Risikoerhöhung war allerdings unabhängig von der Einnahme oraler Kontrazeptiva. Auf der anderen Seite zeigt eine große World Health Organisation (WHO)-Studie ein signifikant erhöhtes Risiko für MI und Schlaganfall bei hypertensiven Anwenderinnen oraler Kontrazeptiva (WHO Collaborative Study of Cardiovascular Disease and Steroid Hormone Contraception 1996). Insgesamt ist es daher empfehlenswert, nichtrauchenden Frauen <35 Jahren mit unter Therapie stabiler Hypertonie Präparationen, die <35 µg EE enthalten, nicht vorzuenthalten und eine messbare RR-Erhöhung unter OC auszuschließen.

Frauen mit koronarer Herzkrankheit (KHK), Herzinsuffizienz oder zerebrovaskulären Erkrankungen sollte aufgrund des erhöhten Thromboserisikos von Kombinationspräparaten abgeraten werden. Eine Kontrazeption mit Levonorgestrelimplantat, progesteronhaltigen Präparationen oder Depot-Medroxyprogesteronacetat (D-MPA) ist empfehlenswert.

8.5. Diabetes

Für die Diabetikerin ist die Schwangerschaft mit einer Vielzahl von potentiellen Komplikationen verbunden, darunter Stoffwechselentgleisung, Abort, intrauteriner Fruchttod, Gestose, Schulterdystokie oder erhöhte Sectiorate. Daher ist bei Diabetikerinnen eine sichere Kontrazeption von besonderer Bedeutung. Frauen mit Typ 1-Diabetes zeigen nach Einnahme oraler Kontrazeptiva keine erhöhte Frequenz an Nephropathie und Retinopathie. Der Hämoglobin $A1_C$-Wert ist unter oralen Kontrazeptiva stabil (Garg et al. 1994). Daten zur Wirkung der Einnahme oraler Kontrazeptiva bei Typ 2-Diabetikerinnen liegen nicht vor. Aufgrund theoretischer Bedenken zur negativen Beeinflussung des Glukosestoffwechsels durch Steroide sollte der Gebrauch von oralen Kontrazeptiva auf nichtrauchende Diabetikerinnen unter 35 Jahren und ohne diabetische Endorganbeteiligung beschränkt werden.

8.6. Migräne

Frauen, die an Migräne mit und ohne Aura leiden, haben ein etwa 3- bis 5-fach erhöhtes Schlaganfallrisiko. In mehreren unabhängigen Studien wurde eine zusätzliche 2- bis 6-fache Risikoerhöhung durch die Einnahme oraler Kontrazeptiva nachgewiesen (Schwartz et al. 1998; Chang et al. 1999). So hatten beispielsweise Raucherinnen mit Migräneanamnese, die orale Kontrazeptiva einnahmen ein 34-fach erhöhtes Schlaganfallrisiko im Vergleich zu Nichtraucherinnen ohne Migräne, die keine oralen Kontrazeptiva einnahmen. Das Schlaganfallrisiko unter Einnahme oraler Kontrazeptiva steigt mit dem Alter an. Obwohl das absolute Risiko eines Schlaganfalls durch die Einnahme oraler Kontrazeptiva bei Frauen mit Migräne gering ist (8/100.000 [Alter 20 Jahre] bis 80/100.000 [Alter 40 Jahre]), sollte aufgrund der Schwere dieses Ereignisses von oralen Kontrazeptiva abgeraten werden.

8.7. Benigne Brusterkrankungen und Brustkrebs

Eine Anamnese mit benignen Brusterkrankungen stellt keine Kontraindikation für die Einnahme oraler Kontrazeptiva dar. In einer rezenten Fallkontrollstudie an 4575 Frauen wurde keine Assoziation zwischen der Einnahme oraler Kontrazeptiva, benignen Brusterkrankungen und dem Auftreten von Brustkrebs gefunden (Marchbanks et al. 2002). Orale Kombinationspräparate führen zu einer Verkleinerung von Fibroadenomen. Estevao et al. konnten in einer Studie an 33 Frauen mit Fibroadenomen der Brust zeigen, dass die Gabe eines oralen Kontrazeptivums mit Levonorgestrel und Ethinylestradiol zu einer statistisch signifikanten Verkleinerung der Fibroadenome führt (Estevao et al. 2007). Eine positive Familienanamnese betreffend Brustkrebs sowie eine Eigenanamnese benigner Brusterkrankungen sind demnach keine Kontraindikationen für die Einnahme oraler Kontrazeptiva.

8.8. Leiomyome des Uterus

Orale Kontrazeptiva vermindern die menstruale Blutungsmenge sowohl bei Frauen mit Normorrhagie als auch bei Frauen mit Menorrhagie. In einer älteren Studie über den Gebrauch hochdosierter oraler Kontrazeptiva konnte gezeigt werden, dass die Einnahme derartiger Präparate bei Frauen mit Uterus myomatosus und Menorrhagie zu einer signifikanten Verminderung der Blutungsmenge und Blutungsdauer führt (Larsson et al., 1992). Weiterhin reduzieren orale Kontrazeptiva, wie bereits erwähnt, eine bestehende Dysmenorrhoe. Daher werden orale Kontrazeptiva häufig bei Frauen mit Leiomyomen des Uterus und Dysmenorrhoe-Beschwerden eingesetzt. Einige epidemiologische Untersuchungen zeigen, dass diese Praxis nicht zu einer Größenzunahme der Uterusmyome führt (Marshall et al., 1998).

8.9. Dyslipidämie

Unter dem Begriff "Dyslipidämien" werden Erkrankungen des Lipidmetabolismus verstanden, die mit der Entwicklung einer Atherosklerose assoziiert sind. Dyslipidämien können genetische und umweltbedingte Ursachen haben und werden letztlich durch einen vermehrten Einstrom von Lipoproteinen in die Blutbahn, eine reduzierte Elimination von Lipoproteinen aus der Blutbahn oder eine Kombination beider Störungen verursacht.

Die estrogene Komponente oraler Kontrazeptiva verstärkt die Entfernung von low density lipoprotein (LDL) aus der Blutbahn und erhöht die Konzentration von high density lipoprotein (HDL). Beide Effekte wirken sich günstig auf das Risiko für die Entwicklung von Herz-Kreislauferkrankungen aus. Allerdings kommt es ebenfalls zu einer Erhöhung der Triglyzeride im Blut, was als ungünstig zu werten ist. Die Gestagenkomponente oraler Kontrazeptiva wiederum antagonisiert diese estrogeninduzierten Lipidveränderungen. Eine Vielzahl von epidemiologischen Untersuchungen ist der Frage nachgegangen, ob orale Kontrazeptiva mit einem erhöhten Langzeitrisiko für Erkrankungen des Herz-Kreislaufsystems behaftet sind (Chasen-Taber et al., 1998). Dies scheint nicht der Fall zu sein. Ob einzelne Präparate in dieser Hinsicht besonders vorteilhaft oder nachteilig sind, ist nicht bekannt.

Aus diesen Daten ergibt sich, dass Frauen mit kontrollierter Dyslipidämie orale Kontrazeptiva mit <35 µg EE einnehmen können. Nach Therapiebeginn sollte ein monatliches Blutlipidmonitoring erfolgen, bis eine Stabilisierung der Parameter erreicht und dokumentiert ist. Frauen mit unkontrollierter Dyslipidämie (Cholesterin >160 mg/dl, HDL <35 mg/dl, Triglyzeride >250 mg/dl) oder solche mit kontrollierter Dyslipidämie und zusätzlichen Risikofaktoren für Herz-Kreislauferkrankungen (Nikotinabusus, Diabetes mellitus, Adipositas, Hypertonie) sollten keine EE-enthaltenden Kontrazeptiva einnehmen. Diese Empfehlung entspricht den Richtlinien des National Cholesterol Education Program (ACOG 2000).

8.10. Thrombose

Ethinylestradiol verstärkt die hepatische Produktion von prokoagulatorischen Faktoren wie Faktor VII, Faktor X und Fibrinogen und erhöht das Thromboserisiko um das 3- bis 4-fache (ACOG 2000). Andere Risikofaktoren sind belastete Anamnese, Adipositas, chirurgische Eingriffe und hereditäre Thrombophilien. Nikotinabusus, Hypertonie und Diabetes sind Risikofaktoren für arterielle Verschlussereignisse (MI, Schlaganfall), nicht jedoch für Thrombosen (WHO Collaborative Study of Cardiovascular Disease and Steroid Hormone Contraception 1996). Auch das Vorhandensein von oberflächlichen varikösen Venen erhöht das Thromboserisiko nicht.

In Absolutzahlen sind bei Frauen, die keine EE-enthaltenden oralen Kontrazeptiva einnehmen 5-11 Thrombosen/100.000 Frauenjahre zu erwarten. Die Einnahme EE-enthaltender oraler Kontrazeptiva erhöht die Thromboserate auf 30/100.000. Bemerkenswert ist hierzu, dass z.B. eine Schwangerschaft die Thromboserate auf 60/100.000 erhöht.

Frauen mit Thromboseanamnese sollten auf Kombinationspräparate verzichten. Ausgenommen von dieser Empfehlung sind Frauen, bei denen eine Thrombose in Assoziation mit einem sich nicht wiederholenden Risikofaktor wie Immobilisierung, chirurg. Eingriff, etc. aufgetreten ist.

Chirurgische Eingriffe stellen einen Risikofaktor für die Entwicklung einer Thrombose dar. Frauen, die orale Kontrazeptiva einnehmen, haben ein doppelt so hohes Risiko für eine postoperative Thrombose wie Frauen, die keine oralen Kontrazeptiva einnehmen (ACOG 2000). In einer prospektiven Untersuchung konnte gezeigt werden, dass die prokoagulatorische Wirkung oraler Kontrazeptiva bis 6 Wochen nach Absetzen des Präparates nachweisbar ist (Robinson et al. 1991). Orale Kontrazeptiva sollten aus diesem Grund 6 Wochen vor größeren chirurgischen Eingriffen abgesetzt werden. Aufgrund des geringen perioperativen Thromboserisikos kann bei kleineren chirurgischen Eingriffen auf das Absetzen der oralen Kontrazeptiva verzichtet werden.

Frauen mit einer persönlichen Thromboseanamnese und einer effizienten Antikoagulation – z.B. mit niedrigmolekularem Heparin - tragen kein erhöhtes Wiederholungsrisiko unter Kombinationspräparaten (ACOG 2000). Daher können auch Frauen orale Kontrazeptiva mit EE einnehmen, die in einer früheren Schwangerschaft oder unter der Einnahme von Steroidhormonpräparaten eine Thrombose entwickelt hatten, falls sie eine Antikoagulationstherapie durchführen.

Angeborene Neigungen zur Thrombosebildung führen zu einem erhöhten Thromboserisiko unter Einnahme EE-enthaltender oraler Kontrazeptiva. Die heterozygote Trägerschaft der Faktor V Leyden-Mutation etwa erhöht das Thromboserisiko um das 30-fache. Ein Screening nach Markern für hereditäre Thrombophilie (Faktor V Leyden-Mutation, Faktor 2 G20210A-Mutation, Protein C-, Protein S-, Antithrombin-3-Mangel) ist nicht empfehlenswert, wenn als Endpunkt thromboseassoziierte Todesfälle angenommen werden (Comp et al. 1997). Um einen derartigen thromboseassoziierten Todesfall zu verhindern, müssten zwischen 400.000 und 600.000 Frauen an einer Screeninguntersuchung teilnehmen (Price et al. 1997). Dies gilt allerdings nicht, wenn man als Endpunkt einer Screeninguntersuchung die Verhinderung pillenassoziierter Thrombosen annimmt. In diesem Fall liegt das Verhältnis der pro verhinderter Thrombose zu screenenden Frauen bei 1:84 im Rahmen eines Risikoscreenings (bekannte anamnestische Risikofaktoren – siehe oben). Sollte eine derartige genetische Thrombophilie bekannt sein, sind Kombinationspräparate jedenfalls kontraindiziert.

Orale Kontrazeptiva der 3. Generation und Thromboserisiko

Orale Kontrazeptiva, die sogenannte Gonan-Progestogene wie Desogestrel, Gestoden oder Norgestimat enthalten, wurden seit dem Erscheinen mehrerer Untersuchungen im Jahre 1995 angeschuldigt, mit einem erhöhten Thromboserisiko im Vergleich zu herkömmlichen oralen Kontrazeptiva behaftet zu sein. Einige Studien fanden ein 2-fach erhöhtes Thromboserisiko, in anderen Studien konnte dies nicht bestätigt werden. Kombiniert man allerdings die vorhandenen Zahlen aus mehreren Studien (Meta-Analyse), so zeigt sich ein 1,5- bis 2,3-fach erhöhtes Thromboserisiko für orale Kontrazeptiva der 3. Generation (Kemmeren et al. 2001). Daher sollte eine diesbezügliche Aufklärung der Anwenderinnen erfolgen. Frauen mit Risikofaktoren für die Entwicklung einer Thrombose sollten auf orale Kontrazeptiva der 3. Generation verzichten.

Transdermale hormonale Kontrazeptiva und Thromboserisiko

Transdermale hormonale Kontrazeptiva wie z. B. das Evra®-Pflaster vermeiden den First-Pass-Mechanismus der Leber. Die Annahme eines daraus folgenden geringeren Thromboserisikos hat sich in Studien allerdings nicht bestätigt. Der Effekt von transdermalen und oralen Kontrazeptiva auf vaskuläre Risikomarker wie Protein S, Antithrombin III, Fibrinogen und C-reaktives Protein ist nicht unterschiedlich (Johnson et al. 2008). In einer Vergleichsstudie von 49.048 Frauenjahren mit transdermaler Kontrazeption und 202.344 Frauenjahren mit einer oralen Kontrazeption (Norgestimat/Ethinylestradiol) zeigte sich sogar ein 2.2-fach erhöhtes Thromboserisiko bei Frauen mit transdermaler Kontrazeption (Cole et al. 2007).

8.11. Konkomitante Dauermedikation

Manche Antikonvulsiva (Barbiturate, Phenytoin, Carbamazepin) senken die Serumspiegel von Steroiden, ebenso manche Antibiotika (Rifampicin, Griseofulvin) (ACOG 2000). Frauen, die diese Medikationen einnehmen, sollten auf Kombinationspräparate, Progesteronpräparate und Levonorgestrelimplantate verzichten, da die kontrazeptive Sicherheit nicht garantiert werden kann.

Hormonale Kontrazeption und Tumorerkrankungen

9. Hormonale Kontrazeption und Tumorerkrankungen

9.1. Brustkrebs

Die meisten oralen Kontrazeptiva enthalten 17-β Ethinylestradiol. Da 17-β Ethinylestradiol den Estrogenrezeptor aktiviert, erscheint es sinnvoll, der Frage nachzugehen, ob eine Langzeiteinnahme oraler Kontrazeptiva die Häufigkeit von hormonabhängigen Malignomen wie etwa Brustkrebs in späteren Lebensabschnitten beeinflusst. Zu diesem Thema wurden bisher mehr als 50 Studien durchgeführt. In einer summarischen Analyse von 54 derartigen Studien wurde die Kontrazeptionsanamnese von 53.297 Frauen mit Brustkrebs der Kontrazeptionsanamnese von 100.239 gesunden Frauen gegenübergestellt. Es zeigte sich, dass Frauen während der Einnahme sowie nach Beendigung der Einnahme oraler Kontrazeptiva ein geringgradig erhöhtes Brustkrebsrisiko aufweisen. Dieses Risiko nimmt nach Beendigung der Einnahme kontinuierlich ab und ist nach 10 Jahren nicht mehr nachweisbar (Collaborative Group on Hormonal Factors in Breast Cancer 1996; Singletary 2003; Marchbanks et al. 2002; Silvera et al. 2005; Milne et al. 2005).

In absoluten Zahlen betrachtet ist dieses Risiko jedoch gering und ist überhaupt nur durch die Analyse großer Fallzahlen statistisch nachweisbar. Die oben erwähnten Daten beziehen sich auf einen Beobachtungszeitraum von über 25 Jahren und daher vor allem auf Frauen, die hochdosierte orale Kontrazeptiva der "älteren Generation" eingenommen haben. Ob das erhöhte Brustkrebsrisiko auch bei der Anwendung moderner, niedrig dosierter oraler Kontrazeptiva erhöht ist, wurde in einer rezenten Fallkontrollstudie an 4.575 Frauen mit Brustkrebs und 4.682 gesunden Frauen untersucht. Es wurde keine Assoziation zwischen der Einnahme oraler Kontrazeptiva und dem Auftreten von Brustkrebs gefunden (Marchbanks et al. 2002). Auch Frauen mit familiärer Belastung hinsichtlich Brustkrebs und Frauen, die über lange Zeit orale Kontrazeptiva eingenommen hatten, wiesen kein erhöhtes Brustkrebsrisiko auf.

9.2. Ovarialkarzinom

Der wichtigste Risikofaktor für die Entwicklung eines Ovarialkarzinoms ist die Anzahl der "Lebenszeitovulationen". Durch zahlreiche Untersuchungen konnte nachgewiesen werden, dass Ovulationshemmer im Allgemeinen und orale Kontrazeptiva im Speziellen das relative Risiko, an einem Eierstockkrebs zu erkranken, etwa halbieren (Bosetti et al. 2002). Dieser Effekt ist mit der Dauer der Einnahme positiv korreliert und persistiert auch nach Beendigung der Einnahme über Jahrzehnte. Konkret lässt sich das Ausmaß dieses Schutzeffektes anhand einer europäischen Studie an 9.000 Frauen mit 44 % bis 50 % beziffern. Interessant ist, dass muzinöse Ovarialkarzinome und nicht-epitheliale Malignome des Ovars unbeeinflusst bleiben.

Selbstverständlich ist die Reduktion des relativen Risikos für die Entwicklung eines Ovarialkarzinoms umso bedeutender, je höher die Wahrscheinlichkeit einer solchen Erkrankung ist. In diesem Sinne ist für Frauen mit erhöhtem Ovarialkarzinomrisiko der Schutzeffekt oraler Kontrazeptiva besonders bedeutsam (Schildkraut et al. 2002; Greer et al. 2005; Lurie et al. 2007; Modan et al. 2001; Holden Comprehensive Cancer Center 2007).

9.3. Zervixkarzinom

Die Einnahme oraler Kontrazeptiva erhöht das Risiko für die Entwicklung einer zervikalen Dysplasie und in weiterer Folge eines Zervixkarzinoms. Eine schwedische Studie fand beispielsweise ein 4-fach erhöhtes Risiko für die Entwicklung einer schweren Zervixdysplasie (Ylitalo et al. 1999). Diese Risikoerhöhung ist höher einzuschätzen als jene durch Zigarettenrauchen vermittelte (2-fache Risikoerhöhung).

Da die Entwicklung eines Zervixkarzinoms praktisch ausschließlich an eine HPV-Infektion gebunden ist, erscheint es naheliegend zu untersuchen, ob die Risikoerhöhung durch orale Kontrazeptiva auf HPV-Trägerinnen beschränkt ist. Dies scheint tatsächlich der Fall zu sein. Eine europäisch-amerikanische Kooperationsstudie an über 3000

Frauen konnte eine 3-4-fache Risikoerhöhung für ein Carcinoma in situ nach Einnahme oraler Kontrazeptiva nachweisen (Moreno et al. 2002). Nach Analyse des HPV-Status zeigte sich, dass dieser Effekt lediglich bei HPV-Trägerinnen vorhanden war. Frauen ohne HPV-Infektion wiesen unabhängig von der Einnahmedauer oraler Kontrazeptiva kein erhöhtes Risiko auf.

Daraus lässt sich für die Praxis folgern, dass HPV-Trägerinnen auf das erhöhte Risiko für die Entwicklung dysplastischer Veränderungen des Muttermundes im Falle der Einnahme oraler Kontrazeptiva aufgeklärt werden sollten (Franceschi et al. 2005).

9.4. Kolonkarzinom

Sowohl die Einnahme einer estrogenhaltigen Hormonersatztherapie als auch die Einnahme oraler Kontrazeptiva, die Ethinylestradiol enthalten, ist mit einem verminderten Risiko für die Entwicklung eines Kolonkarzinoms assoziiert (Burkman et al. 2002). Daten der Nurses' Health Study beziffern die Risikoreduktion für Dickdarmkrebs durch die Einnahme oraler Kontrazeptiva auf etwa 40 % (Martinez et al. 1997). Dieser Schutzeffekt scheint allerdings an eine Langzeiteinnahme gebunden zu sein. Eine allgemeine Übersicht zum Zusammenhang zwischen OC-Einnahme und Karzinomrisiko wurde kürzlich von Hannaford et al. publiziert (2007).

Hormonale Kontrazeption in der Postpartal- und Laktationsperiode

10. Hormonale Kontrazeption in der Postpartal- und Laktationsperiode

Stillen hat einen relativen kontrazeptiven Effekt, der etwa 6 Monate andauert. Allerdings ist diese natürliche Form der Empfängnisverhütung von vielen Faktoren abhängig und nur dann gegeben, wenn die Mutter voll stillt und amenorrhoisch bleibt. Dies ist aber oft nicht der Fall und vor allem die Frage der Amenorrhoe für die Mutter selbst sowie den betreuenden Arzt in der Praxis oftmals nicht nachvollziehbar. Daher sind nichthormonale und hormonale kontrazeptive Strategien in dieser Zeit sinnvoll. Laut Empfehlungen der World Health Organisation (WHO) sind gestagenhaltige Präparationen die hormonellen Kontrazeptiva der Wahl in der Laktationsperiode (Reinprayoon et al. 2000).

Gestagene haben keinen negativen Einfluss auf Wachstum und Entwicklung des Neugeborenen (Diaz 2002). Die Präparate können etwa 3-6 Wochen post partum appliziert werden, eine unmittelbar postpartale Anwendung ist aber ebenfalls vertretbar (ACOG 2000). Es müssen postpartal keine unerwünschten Effekte auf Laktation oder Kindesentwicklung befürchtet werden. Zur Verwendung kommen sowohl orale niedrig dosierte Gestagene (Minipille, estrogenfreie Pille), als auch Injektate (Depot-Clinovir®) und Intrauterinsysteme und Implantate (Mirena®, Implanon®). Die einzelnen Präparate wurden bereits in den vorangehenden Kapiteln genauer charakterisiert. Der in der Postpartalphase beobachtete vorübergehende Knochenmasseabbau kann in Einzelfällen die Wahl von Gestagenpräparaten als Kontrazeptiva der Laktationsperiode beeinflussen. Eine Kombination mit einer Kalziumsubstitution ist möglich und sollte im Einzelfall erwogen werden.

Falls die Frau sich entschlossen hat nicht zu stillen, sind folgende Punkte zu beachten: In der Postpartalphase besteht weiterhin für mehrere Wochen ein erhöhtes Thromboserisiko. Es wird daher meist empfohlen, den Beginn der Einnahme oraler Kombinationspräparate für etwa 4 Wochen post partum aufzuschieben. Auf der anderen Seite kann die erste Ovulation bereits etwa 25 Tage post partum auftreten. Sollte eine unmittelbar postpartale Kontrazeption gewünscht werden, sind orale Gestagenpräparate, Injektate oder Implantate wie oben beschrieben empfehlenswert.

Orale Kontrazeptiva in Form von Kombinationspräparaten verändern die Quantität und Zusammensetzung der Brustmilch in geringem Ausmaß, während dies für Gestagenpräparationen nachgewiesenermaßen nicht der Fall ist. Sowohl höherdosierte als auch moderne, niedrigdosierte Kombinationspräparate beeinträchtigen das Milchvolumen. In einer Untersuchung an 9 gesunden stillenden Müttern wurde die Konzentration von Drospirenon in der Brustmilch nach Einnahme eines oralen Kontrazeptivums untersucht (Blode et al. 2001). Die maximale Drospirenonkonzentration in der Brustmilch wurde 2,8 Stunden nach Einnahme erreicht, sie betrug im Mittel über 24 Stunden 3,7 ng/ml. Die Gesamtmenge Drospirenon, die über 24 Stunden in die Brustmilch übertragen wurde, belief sich auf 635 ng, dies entspricht 0,02% der mütterlichen Dosis. Auch wurde in der Literatur über einen Fall von Gynäkomastie eines männlichen Neugeborenen nach Exposition mit oralen Kontrazeptiva über Brustmilch berichtet. Orale Kontrazeptiva in Form von Kombinationspräparaten sind zwar nicht grundsätzlich kontraindiziert, werden aber im Allgemeinen aus oben genannten Gründen sowie aufgrund des postpartal weiterhin erhöhten Thromboserisikos nicht empfohlen.

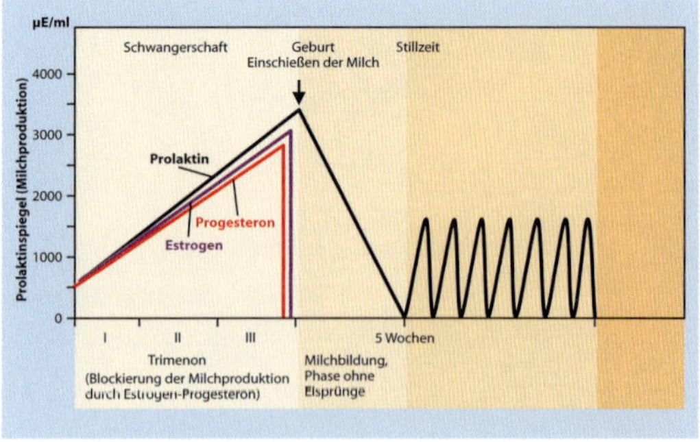

Abb. 10.1: Typische Hormon-Serumspiegel während der Stillperiode. Bei regelmäßigem Stillen ist ein kontrazeptiver Effekt anzunehmen.

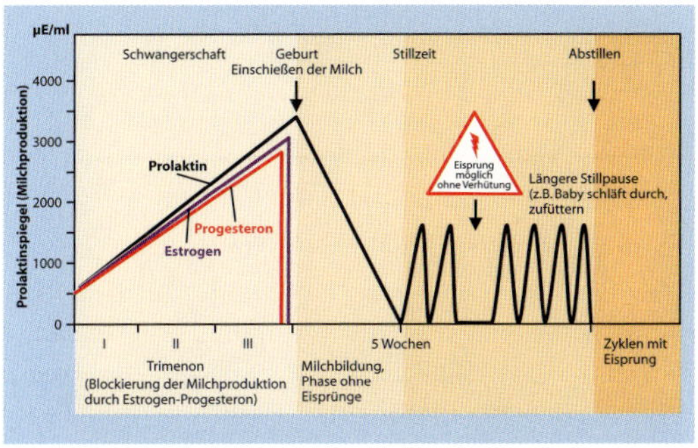

Abb. 10.2: Typische Hormon-Serumspiegel bei unregelmäßigem Stillen. In dieser Situation ist kein kontrazeptiver Effekt anzunehmen.

Hormonale Kontrazeption post abortum

11. Hormonale Kontrazeption post abortum

Eine spezielle Form der Kontrazeption nach spontanem oder induziertem Abort ist nicht zu empfehlen. Eine hormonelle Therapie zur Unterstützung des Wiederaufbaus des Endometriums ist weder notwendig noch durch Daten gesichert. Sollten orale Kontrazeptiva verwendet werden, wird üblicherweise die nächste Menstruationsblutung abgewartet. Neuere Untersuchungen zeigen jedoch, dass auch eine Initialisierung unabhängig vom Menstruationszyklus möglich ist, ohne dass es dadurch zu einem signifikant vermehrten Auftreten von Blutungsstörungen kommt. Dies ist vor allem bei Patientinnen mit geringer Compliance und einer höheren Gefährdung für ungewollte Schwangerschaften von Interesse.

Teratogenität hormonaler Kontrazeptiva

12. Teratogenität hormonaler Kontrazeptiva

Die Einnahme hormonaler Kontrazeptiva vor der Schwangerschaft ist nicht mit einem erhöhten Risiko für Fehlbildungen assoziiert. Eine in der Vergangenheit vermutete Erhöhung der Rate an Neuralrohrdefekten konnte durch spätere Untersuchungen widerlegt werden. Weiters gibt es keinen Hinweis darauf, dass die heute üblichen hormonalen Kontrazeptiva, insbesondere in niedrigen Dosierungen, zu embryonalen und/oder fetalen Fehlbildungen führen. Daher sind auch Schwangerschaftsabbrüche aufgrund einer Einnahme hormonaler Kontrazeptiva in der Frühschwangerschaft nicht gerechtfertigt. Auch nach Einnahme niedrigdosierter oraler Kontrazeptiva mit antiandrogener Partialwirkung wurde keine Erhöhung des Auftretens feminisierender Pathologien männlicher Neugeborener beobachtet. Dies gilt jedoch nicht für die Einnahme hoher Dosen antiandrogen wirksamer Präparate wie Cyproteronazetat. In derartigen Fällen ist eine individuelle Risikoabschätzung im Rahmen einer reproduktionstoxikologischen Begutachtung anzustreben.

Hormonale Kontrazeption in der Perimenopause

13. Hormonale Kontrazeption in der Perimenopause

Die Wahrscheinlichkeit einer Schwangerschaft geht mit zunehmendem Alter drastisch zurück. So beträgt beispielsweise die Rate an irreversibler Unfruchtbarkeit bei 40-jährigen Frauen etwa 40 % und steigt auf etwa 80 % bei 45-jährigen Frauen. Im Einzelfall ist jedoch der Zeitpunkt der permanenten natürlichen Sterilität nicht vorhersagbar. Auch bei unregelmäßigen Blutungsintervallen und Oligomenorrhoe findet man Ovulationsraten von 30 % bis 35 %. Damit stellt die Perimenopause besondere Ansprüche an die Kontrazeption. Die vorteilhaften Wirkungen kontrazeptiver Verfahren sind insbesondere für Frauen in der Perimenopause von Bedeutung. Hierzu zählen vor allem eine Reduktion von Hypermenorrhoe, Menorrhagie, prämenstruellem Syndrom und vasomotorischen Wechselbeschwerden, darüber hinaus wird die Entwicklung von Endometriumhyperplasie und Myomen durch die Einnahme hormonaler Kontrazeptiva unterdrückt. Vor allem die Blutungsunregelmäßigkeiten dieses Lebensabschnittes sollten bei der Wahl der Kontrazeptionsmethode mitberücksichtigt werden. Gestagenhaltige Intrauterinsysteme stellen eine Form der Kontrazeption dar, die die Vorteile der klassischen Intrauterinpessare mit denen der hormonalen Verhütung miteinander verbinden, ohne mit den jeweiligen Nachteilen beider Methoden behaftet zu sein. Wie bereits in einem vorangegangenen Kapitel erwähnt, ist die Levonorgestrel-Spirale Mirena® das heute am häufigsten eingesetzte System. Dieses System bietet für etwa 5 Jahre einen ausreichenden kontrazeptiven Schutz. Bei etwa 80 % der Trägerinnen kommt es im Laufe eines Jahres zu einer Oligo- bis Amenorrhoe, so dass vor allem Frauen mit perimenopausalen Blutungsstörungen von diesem Effekt profitieren.

Die Einnahme oraler Kombinationspräparate ist in der Perimenopause nicht grundsätzlich kontraindiziert. Die Frau sollte aber darauf aufmerksam gemacht werden, dass das Thromboserisiko grundsätzlich mit zunehmendem Alter ansteigt, obwohl dieser Effekt nicht in allen einschlägigen Studien festzustellen ist. Die Einnahme oraler Kontrazeptiva scheint diesen altersbedingten Effekt nicht zu verstärken, insgesamt erscheint es jedoch vernünftig, in dieser Situation auf Kombinationspräparate als einen zusätzlichen Risikofaktor für die Entstehung einer Thrombose eher zu verzichten.

Viele Frauen sind – nach oftmals langjährigem Gebrauch - mit den Kombinationspräparaten sehr zufrieden und scheuen den Umstieg auf Alternativen. Wichtig ist, dass das allgemeine Todesrisiko bei Raucherinnen, die höherdosierte orale Kontrazeptiva einnehmen, ab dem 30. bis 34. Lebensjahr anzusteigen beginnt. In der Gruppe der 40- bis 44-jährigen Raucherinnen übersteigt das Risiko der Pilleneinnahme das Todesrisiko bei fehlender Schwangerschaftsverhütung. Das erhöhte Risiko bei Raucherinnen ist nicht auf Thrombosen und deren Folgen zurückzuführen, sondern auf kardiovaskuläre Erkrankungen.

Eine neue Entwicklung stellen orale Kombinationspräparate mit ultraniedrig dosierter Ethinylestradiolkomponente dar. Vertreter dieser Präparategruppe werden etwa in den USA angeboten (femHRT®) und sind derzeit in Deutschland nur über internationale Bestellung erhältlich. In den einschlägigen Studien wurde unter Anwendung dieser ultraniedrig dosierten Präparate kein erhöhtes Thromboserisiko festgestellt.

Abschließend sollte erwähnt werden, dass die in der Perimenopause verordneten natürlichen Estrogen-Gestagen-Kombinationen sowohl in Form von Sequenz- als auch in Form von Kombinationspräparaten keinen ausreichende Konzeptionsschutz bieten.

Zukünftige Entwicklungen

14. Zukünftige Entwicklungen

Die Entwicklung hormonaler Kontrazeptiva in den späten fünfziger und frühen sechziger Jahren des vorigen Jahrhunderts stellte gewissermaßen eine medizinische Revolution dar. Es konnte erstmals eine effektive Trennung von Sexualität und Fortpflanzung erfolgen. Dies hat die Autonomie der Frau erheblich verbessert und hat damit letztlich auch zu erheblichen gesellschaftlichen Veränderungen geführt.

Die ersten auf dem Markt befindlichen Präparate haben sich durch relativ hohe Steroid-Dosierungen ausgezeichnet, so waren in der ersten "Pille" (Enovid®) 9,85 mg Norethynodrel und 150 µg Mestranol enthalten. In den darauf folgenden Jahren war ein stetiges Bemühen erkennbar, die Steroiddosis bei gleichzeitig erhaltener kontrazeptiver Sicherheit zu reduzieren.

Die Pille hat anschließend rasch ihren "Siegeszug" angetreten und hormonale Kontrazeptiva gehören heute zu den am weitesten verbreiteten Arzneimitteln überhaupt.

Die Einstellung der Frauen zu hormonalen Kontrazeptiva hat sich im Laufe der Zeit deutlich gewandelt. So stellen die Frauen heute hohe Anforderungen an die von ihnen praktizierte Methode:

- hohe kontrazeptive Sicherheit
- hoher Anwendungskomfort
- hohe Praktikabilität (z.B. je nach beruflicher Situation)
- ungestörte Sexualität
- geringe körperliche Nebenwirkungen
- möglichst geringe Effekte auf den allgemeinen Stoffwechsel

Die pharmakologische und klinische Forschung der letzten Jahre hat sich bemüht, auf die o.g. Anforderungen an moderne Kontrazeptiva einzugehen. So lassen sich exemplarisch die folgenden Meilensteine aufzeigen:

- Entwicklung niedrigdosierter Kontrazeptiva mit Reduktion sowohl der EE- als auch der Gestagendosis bei gleichzeitig erhaltener Sicherheit
- Entwicklung verschiedener synthetischer Gestagene mit spezifischen Partialwirkungen – insbesondere auch mit spezifischen "extragenitalen" Effekten
- Entwicklung von Kontrazeptiva ohne Estrogen-Komponente
- Entwicklung neuer Applikationsformen (intrauterine/intravaginale/transdermale Systeme)
- Langzeitkontrazeptiva

Auf diese neuen Entwicklungen ist in den vorigen Kapiteln dieses Buches bereits ausführlich eingegangen worden.

Derzeit konzentriert sich die Forschung zur hormonalen Kontrazeption darauf, noch genauer, als dies heute schon möglich ist, Profile für die verschiedenen Gruppen der Anwenderinnen zu erstellen, die es möglich machen, jeder Frau das für sie ideale Kontrazeptivum zur Verfügung zu stellen. Hierzu gehört auch, Risikofaktoren zu erfassen, die die Wahl der kontrazeptiven Methode beeinflussen. In diesem Bereich wird die moderne Technologie der Micro-Chip-Analysen dazu beitragen, Frauen vor Verschreibung eines Kontrazeptivums auf Risikofaktoren wie z.B. hereditäre Gerinnungsstörungen u.a. zu testen, um dies bei der Wahl der Verhütungsmethode zu berücksichtigen.

Neue Applikationsformen sowie neue Kombinationen bereits bekannter Substanzen werden in naher Zukunft die Palette der zur Verfügung stehenden Kontrazeptiva erweitern. Exemplarisch sollen im Folgenden einige der neuen Entwicklungen stichwortartig genannt werden:

- Im Bereich der oralen Kombinationspräparate ist ein Estradiolvalerat-Dienogest-Präparat auf dem Markt zu erwarten, ebenso wie ein Präparat mit Estradiol und Nomegestrolacetat.
- Seit 2008 sind Pillen mit einem 28-Tage Einnahmeintervall (24 Tage Wirksubstanz/4 Tage Placebo) auf dem Markt (YAZ®, Bayer Schering Pharma).
- Es sind neue Gestagene in der "Pipeline", die voraussichtlich auch bald zur Kontrazeption eingesetzt werden: Nomegestrolacetat, Nestoron, Trimegeston.

Im Bereich der injektablen Kontrazeptiva wird es voraussichtlich zukünftig ein Präparat zur Selbstinjektion geben:

- Uniject/PATH; (25 mg Medroxyprogesteron-Azetat + 5 mg Estradiol-Cypionat)

Nachdem seit 2001 Evra® als transdermales System zur Kontrazeption verfügbar ist, wird es in den nächsten Jahren kleinere Pflaster für diese Applikationsform geben. Bayer Schering Pharma plant die Zulassung für Fidencia®, ein Ethinylestradiol und Gestoden-enthaltendes Pflaster. Darüber hinaus wird derzeit ein Nestoron-enthaltendes Pflaster zur Kontrazeption getestet.

Neue Entwicklungen betreffen auch die hormonhaltigen Vaginalringe zur Kontrazeption, so ist derzeit ein System in Planung, das als wirksames Gestagen Nomegestrol enthält und insbesondere für Frauen in der Laktationsperiode eingesetzt werden soll.

Im Bereich der Intrauterinpessare werden neue Systeme erwartet, so kommen "Spiralen" mit modifizierter Form auf den Markt: Cuae 300, Fincoid-350, Gynefix®, Sof-T, Multiload Mark II. Ebenso wird an intrauterinen Systemen gearbeitet, die auf einer Kupferbasis hergestellt werden und z.B. den Progesteron-Rezeptor-Modulator CDB-2914 abgeben oder mit Indomethazin oder Prostaglandin-Synthetase-Hemmern beschichtet sind (D´Arcangues, 2006). Eine kleinere Ausführung der Mirena® wird derzeit von Bayer Schering Pharma vorbereitet und ist in naher Zukunft auf dem Markt zu erwarten.

Für die Barriere-Methoden sind derzeit neue Diaphragmen und Zervix-Kappen in Planung, die sich durch – im Vergleich zu den älteren Modellen – leichtere Handhabung auszeichnen (Contraceptive Methods: Female Barrier Methods http://www.rho.org/html/cont-female_barriers.htm).

Kontrazeption durch Anti-Gestagene

Laut WHO sind verschiedene Behandlungsprotokolle unter Verwendung von Anti-Gestagenen im Einsatz:

Sequenzielle Protokolle

- Mifepriston + Norethisteron
- Mifepriston + Medroxyprogesteron-Azetat
- Mifepriston (Tag 1-15) + Nomegestrol-Azetat (Tag 16-28).

Kontinuierliche Protokolle

- Mifepriston 0-1-10 mg/d

Wöchentliche Gabe

- Mifepriston 2,5-50 mg

Monatliche Gabe

- Mifepriston 200 mg 2 Tage nach dem LH-Peak

Notfallkontrazeption

- Mifepriston 10 mg

Zusammenfassung

Heute steht ein breites Spektrum kontrazeptiver Methoden zur Verfügung. Um die Frau mit Kontrazeptionswunsch gezielt beraten zu können, muss der Arzt die methodenspezifischen bzw. auch die substanzspezifischen Vor- und Nachteile kennen. Die Auswahl des geeigneten Kontrazeptivums richtet sich nach medizinischen, sozialen, kulturellen Aspekten und nach der Präferenz der Frau.

Bei der Fülle der gegebenen Möglichkeiten soll allerdings noch einmal deutlich darauf hingewiesen werden, dass die meisten der heute verfügbaren Methoden mit potenziellen Nebenwirkungen und mit einem – wenn auch geringen – Anteil an Therapieversagern behaftet sind. Auch in den westlichen Ländern, in denen Kontrazeptiva mehr oder weniger frei verfügbar sind, kommt es weiterhin jährlich zu tausenden ungewünschten Schwangerschaften. Dies unterstreicht den Bedarf nach weiterer Kontrazeptionsforschung um noch sicherere, nebenwirkungsärmere und in der Anwendung noch einfachere Methoden zu entwickeln.

Laut WHO stellen vor allem die folgenden reproduktiven Vorgänge potenzielle Targets für die Entwicklung neuer Kontrazeptiva dar:

- Gametogenese
- Spermienmotilität
- Kapazitation
- Akrosom-Reaktion
- Follikulogenese
- Implantation

Die WHO hat in ihren jüngsten Berichten die folgenden Entwicklungen als wegweisend für die Kontrazeptionsforschung klassifiziert:

- Lonidamin-Analoga zur Inaktivierung immaturer Germinalzellen im Tubulus seminiferus

- Inhibitoren epididymaler Proteine (Eppin; Cystatin-11) zur Blockade von Reifungsvorgängen im Nebenhoden
- Inhibitoren testisspezifischer Enzyme (z.B. Glutathion S-Transferase)
- Inhibitoren von Zona-Bindungsproteinen
- Modulatoren der endometrialen Rezeptivität, wie z.B. LIF-Inhibitoren

Durch diese Entwicklung ist in den nächsten Jahren eine Ausweitung des therapeutischen Spektrums zu erwarten. Die WHO stellt aber ganz klar heraus, dass eine der wichtigsten Voraussetzungen, um Frauen in aller Welt an diesen Entwicklungen teilhaben zu lassen, darin besteht, ihnen durch Ausbildung und Erwerbstätigkeit den Zugang zu diesen Möglichkeiten der modernen Medizin zu ermöglichen.

Literatur

15. Literatur

Ahrendt H-J et al. „Efficacy, acceptability and tolerabiltiy of the combined contraceptive ring, NuvaRing, compared with an oral contraceptive containing 30µg of ethinyl estradiol and 3mg drospirenone". Contraception, 2006, 74: 451-457.

Ahrendt H-J, Kleinschmidt S, Kropf S, Kose D. Präventive Wirkung hormoneller Kontrazeptiva im Langzyklus bei menstrueller Migräne. Frauenarzt 2007;48:2-8

American College of Obststricians and Gynecologists (ACOG) Practice Bulletin Number 18. The use of hormonal contraception in women with coexisting medical conditions. ACOG; July 2000

Ballagh SA, Mishell Dr, Lacarra M, Shoupe D, Jackanicz TM, Eggena P. A cotraceptive vaginal ring releasing norethindrone acetate and ethinyl estradiol. Contraception 1994; 50: 517-533

Barth, J. H., C. A. Cherry, F. Wojnarowska, R. P. Dawper: Cyproterone acetate for severe hirsutism: results of a doubleblind study. Clin. Endocrinol. 35 (1991) 5 B 10

Baum JK, Bookstein JJ, Holtz F, Klein EW. Possible association between benign hepatomas and oral contraceptives. Lancet. 1973;2(7835):926-9.

Bjarnadóttir RI, Tuppurainen M, Killick SR. Comparison of cycle control with a combined contraceptive vaginal ring and oral levonorgestrel/ethinyl estradiol. Am J Obstet Gynecol. 2002;186(3):389-95.

Blode H, Foidart JM, Heithecker R. Transfer of drospirenone to breast milk after a single oral administration of 3 mg drospirenone + 30 microg ethinylestradiol to healthy lactating women. Eur J Contracept Reprod Health Care 2001;6(3):167-71

Bosetti C, Negri E, Trichopoulos D, Franceschi S, Beral V, Tzonou A, Parazzini F, Greggi S, La Vecchia C. Long-term effects of oral contraceptives on ovarian cancer risk. Int J Cancer. 2002;102(3):262-5.

Breckwoldt M. Hormonal contraceptives. Uses - risks. Geburtshilfe Frauenheilkd. 1989;49(6):521-2.

Breckwoldt, M.: Clinics of androgenisation and androgen insensitivity. In Breckwoldt, M.: Diagnosis and Therapy of Androgenisation. Diesbach, Berlin 1992 (pp. 29 B 33)

Brucker C. Kontrazeption bei Jugendlichen. Gynäkologische Endokrinologie, 2002, (1) 11-18

Bryant-Greenwood, G. D., C. Schwalbe: Human relaxins. Chemistry and biology. Endocr. Rev. 15 (1994) 5 – 26

Burkman RT. Reproductive hormones and cancer: ovarian and colon cancer. Obstet Gynecol Clin North Am. 2002;29(3):527-40.

Campbell MA, McGrath PJ. Use of medication by adolescents for the management of menstrual discomfort. Arch Pediatr Adolesc Med. 1997;151(9):905-13

Cardoso F, Polonia J, Santos A et al. Low-dose oral contraceptives and 24-hour ambulatory blood pressure. Int J Gynaecol Obstet. 1997;59(3):237-43.

Casper RF, Dodin S, and ReidRL. The effect of 20µg ethinyl estradiol/1mg norethindrone acetate (Minestrin), a low dose oral contraceptive, on vaginal bleeding patterns, hot flashes, and quality of life in symptomatic perimenopausal women. Menopause 1997;4:139-47.

Cassidenti, D. L., R. Paulson, P. Serafini et al.: Effects of sex steroids on skin 5-alpha-reductase activity in vitro. Obstet. And Gynecol. 78 (1991) 103 B 107

Chang CL, Donaghy M, Poulter N. Migraine and stroke in young women: case-control study. The World Health Organisation Collaborative Study of Cardiovascular Disease and Steroid Hormone Contraception. BMJ. 1999;318(7175):13-8.

Chasen-Taber L, Stampfer MJ. Epidemiology of oral contraceptives and cardiovascular disease. Ann Intern Med 1998;128:467-77.

Chi, L., W. Zhou, A. Pirkhozhan, C. Flanagan et al.: cloning and characterization of the human GnRH-receptor. Mol. Cell. Endocrinol. 91 (1993) 1 – 6

Cole JA, Norman H, Doherty M, Walker AM. Venous thromboembolism, myocardial infarction, and stroke among transdermal contraceptive system users. Obstet Gynecol 2007;109:339-46

Collaborative Group on Hormonal Factors in Breast Cancer. Breast cancer and hormone replacement therapy: collaborative reanalysis of data from 51 epidemiological studies of 52,705 women with breast cancer and 108,411 women without breast cancer. Lancet. 1997; 350(9084):1047-59.

Collaborative Group on Hormonal Factors in Breast Cancer. Breast cancer and hormonal contraceptives: collaborative reanalysis of individual data on 53 297 women with breast cancer and 100 239 women without breast cancer from 54 epidemiological studies. Collaborative Group on Hormonal Factors in Breast Cancer. Lancet. 1996;347(9017):1713-27.

Comp PC. Thrombophilic mechanisms of OCs. Int J Fertil Womens Med. 1997;Suppl 1:170-6.

Croft P, Hannaford PC. Risk factors for acute myocardial infarction in women: evidence from the Royal College of General Practitioners' oral contraception study. BMJ. 1989;298(6667):165-8

Croxatto HB and Mäkäräinen L. The pharmacodynamics and efficacy of Implanon®. Contraception. 1998;58:91S-97S

Derman, R. J.: Effects of sex seroids on womens's health: implications for practitioners. Amer. J. Med. 98 (1995) 137 B 143

Diaz S. Contraceptive implants and lactation. Contraception. 2002 Jan;65(1):39-46.

Dieben TOM et al. Efficacy, Cycle Control, and User Acceptability of a Novel Combined Contraceptive Vaginal Ring. Obstet Gynecol. 2002; 100:585-593.

Dieben TOM, Roumen FJME, Apter D. Efficacy, cycle control and user acceptability of a noovel combined contraceptive vaginal ring. Obstet Gynecol 2002, 100; 585-593

Dogterom et al. Wechselwirkungen zwischen NuvaRing® und oral verabreichtem Amoxicillin oder Doxycyclin. Clin. Pharmacokinet 2005; 44: 429-438.

Estevao RA, Nazario AC, Baracat EC. Effect of anoral contraceptive with and without estriol on ultrasound measurements of breast fibroadenoma: randomized clinical trial. Sao Paulo Med J 2007;125(5):275-80

Franceschi S. The IARC commitment to cancer prevention: the example of papillomavirus and cervical cancer. Recent Results Cancer Res. 2005;166:277-97.

Gambacciani M, Spinetti A, Taponeco F, Cappagli B, Piaggesi L, Fioretti P. Longitudinal evaluation of perimenopausal vertebral bone loss: effects of a low-dose oral contraceptive preparation on bone mineral density and metabolism. Obstet Gynecol. 1994;83(3):392-6.

Garg SK, Chase HP, Marshall G et al. Oral contraceptives and renal and retinal complications in young women with insulin-dependent diabetes mellitus. JAMA. 1994; 271(14):1099-102.

Gaspard U, Endrikat J, Desager JP et al. A randomized study on the influence of oral contraceptives containing ethinylestradiol combined with drospirenone or desogestrel on lipid and lipoprotein metabolism over a period of 13 cycles. Contraception. 2004;69:271-8

Greer JB, Modugno F, Allen GO, Ness RB. Androgenic progestins in oral contraceptives and the risk of epithelial ovarian cancer. Obstet Gynecol. 2005 Apr;105(4):731-40.

Hannaford PC, Selvaraj S, Elliott AM, Angus V, Iversen L, Lee AJ. Cancer risk among users of oral contraceptives: cohort data from the Royal College of General Practitioner's oral contraception study. BMJ. 2007;335(7621): 651.

Haring T, Mulders TM. The combined contraceptive ring NuvaRing and spermicide co-medication. Contraception. 2003; 67: 271-272.

Holden Comprehensive Cancer Center, Cancer Information Service (2007): Ovarian Cancer Protective Factors and Risk Factors; last update 5/2003

Holt, V. L., J. R. Daling, B. McKnight et al.: Functional ovarian cysts in relation to the use of monophasic and triphasic oral contraceptives. Obstet. And Gynecol. 79 (1992) 529 B 533

Hsueh, A. J. S., H. Billig, A. Tsafriri: Ovarian follicle atresia: a hormonally controlled apoptotic process. Endocr. Rev. 15 (1994) 707 – 725

Huber J, Foidart JM, Wuttke W, Merki-Feld GS, The HS, Gerlinger C, Schellschmidt I, Heithecker R. Efficacy and tolerability of a monophasic oral contraceptive containing ethinylestradiol and drospirenone. Eur J Contracept Reprod Health Care. 2000 Mar;5(1):25-34.

Inhoffen, H.H., W. Hohlweg: Neue per os wirksame weibliche Keimdrüsenhormon-Derivate: 17-Äthinyl-östradiol und Pregnenin-on3-ol-17. Naturwissenschaften 26, 96 1938

Johannisson, E.: Functional anatomy of the uterus. In Insler, V., B. Lunenfeld: Infertility. Male and Female. Churchill Livingstone, Edinburgh 1993.

Johnson JV, Lowell J, Badger GJ, Rosing J, Tchaikovski S, Cushman M. Effects of oral and transdermal hormonal contraception on vascular risk markers: a randomized controlled trial. Obstet Gynecol 2008;211:278-84

Jones, J. I., D. R. clemmons: Insulin-like growth factors and their binging proteins: Biological action. Endocr. Rev. 16 (1995) 3 – 34

Keck, C: Diagnostik und Therapie des unerfüllten Kinderwunsches. UNI-MED Verlag, Bremen 2002

Kemmeren JM, Algra A, Grobbee DE. Third generation oral contraceptives and risk of venous thrombosis: meta-analysis. British Medical Journal 2001 Jul 21;323(7305): 131-4.

Killick, S. R., K. Bancroft, S. Oelbauen et al.: Extending the duration of the pill-free interval during combined oral contraception. Advanc. Contracept. 6 (1990) 33 B 40

Kreis I, Weiss T, Rabe TN, Ziegler R, Nawroth PP. APC (activated protein C) resistance and oral contraceptives. Geburtshilfe Frauenheilkd. 1996;56(5):231-3.

Kuhl H. Ovulation inhibitors: the significance of estrogen dose. Geburtshilfe Frauenheilkd. 1990;50(12):910-22.

Kuhl, H.: Geschichtliche Entwicklung der Kontrazeption. In: Kontrazeption mit Hormonen. D.-D. Taubert & H. Kuhl (Hrsg.). Thieme-Verlag, 1995. Seiten 10-15.

Lanes, S. F., B. Birmann, A. M. Walther, S. Singer: Oral contraceptive type and functional ovarian cysts. Amer. J. Obstet. Gynecol. 166 (1992) 956 B 961

Lanzone, A. et al.: Evidence of a distinct derangement of opiod tone in hyperinsulinemic patients with PCOS. J. clin. Endocrinol. 80 (1996) 3501 – 3506

Larsson G, Milsom I, Lindstedt G, Rybo G. The influence of a low-dose combined oral contraceptive on menstrual blood loss and iron status. Contraception. 1992;46(4): 327-34.

Lemay, A., S. Dewailly-Dodin, R. Grenie, J. Huard: Attenuation of mild hyperandrogenic activity in postpubertal acne by a triphasic oral contraceptive containing low doses of ethinyl estradiol and 1-norgestrel. J. clin. Endocrinol. 71 /1990) 8 B 14

Lidegaard O. Oral contraceptives, pregnancy and the risk of cerebral thromboembolism: the influence of diabetes, hypertension, migraine and previous thrombotic disease. Br J Obstet Gynaecol. 1995;102(2):153-9.

Lopez LM, Kaptein A, Helmerhorst FM. Oral contraceptives containing drospirenone for premenstrual syndrome. Cochrane Database Systematic Reviews 2008 Jan 23;(1):CD006586

Lurie G, Thompson P, McDuffie KE, Carney ME, Terada KY, Goodman MT. Association of estrogen and progestin potency of oral contraceptives with ovarian carcinoma risk. Obstet Gynecol. 2007 Mar;109(3):597-607.

Marchbanks PA, McDonald JA, Wilson HG, Folger SG, Mandel MG, Daling JR, Bernstein L, Malone KE, Ursin G, Strom BL, Norman SA, Wingo PA, Burkman RT, Berlin JA, Simon MS, Spirtas R, Weiss LK. Oral contraceptives and the risk of breast cancer. N Engl J Med. 2002; 346(26):2025-32.

Marshall LM, Spiegelman D, Goldman MB, Manson JE, Colditz GA, Barbieri RL, Stampfer MJ, Hunter DJ. A prospective study of reproductive factors and oral contraceptive use in relation to the risk of uterine leiomyomata. Fertil Steril. 1998;70(3):432-9.

Marshall, J. c. et al.: Gonadotropin releasing hormone pulses: Regulator of gonadotropin synthesis and ovulatory cycles. Recent Progr. Horm. Res. 47 (1991) 155 – 188

Martinez ME, Grodstein F, Giovannucci E, Colditz GA, Speizer FE, et al. A prospective study of reproductive factors, oral contraceptive use, and risk of colorectal cancer. Cancer Epidemiol Biomarkers Prev. 1997 Jan;6(1):1-5.

Milne RL, Knight JA, John EM, Dite GS, Balbuena R, Ziogas A, Andrulis IL, West DW, Li FP, Southey MC, Giles GG, McCredie MR, Hopper JL, Whittemore AS. Oral contraceptive use and risk of early-onset breast cancer in carriers and noncarriers of BRCA1 and BRCA2 mutations. Cancer Epidemiol Biomarkers Prev. 2005; 14(2):350-6.

Milsom I et al. Effects on cycle control and bodyweight of the combined contraceptive ring, NuvaRing, versus an oral contraceptive containing 30 microg ethinyl estradiol and 3 mg drospirenone. Hum Reprod. 2006; 21: 2304-2311.

Modan B, Hartge P, Hirsh-Yechezkel G, Chetrit A, Lubin F, Beller U, Ben-Baruch G, Fishman A, Menczer J, Ebbers SM, Tucker MA, Wacholder S, Struewing JP, Friedman E, Piura B; National Israel Ovarian Cancer Study Group. Parity, oral contraceptives, and the risk of ovarian cancer among carriers and noncarriers of a BRCA1 or BRCA2 mutation. N Engl J Med. 2001 Jul 26;345(4):235-40.

Moreno V, Bosch FX, Munoz N, Meijer CJ, Shah KV, et al. Effect of oral contraceptives on risk of cervical cancer in women with human papillomavirus infection: the IARC multicentric case-control study. Lancet. 2002 Mar 30;359(9312):1085-92.

Narkiewicz K, Graniero GR, D'Este D, Mattarei M, Zonzin P, Palatini P. Ambulatory blood pressure in mild hypertensive women taking oral contraceptives. A case-control study. Am J Hypertens. 1995;8(3):249-53.

Narod SA, Dube MP, Klijn J, Lubinski J, Lynch HT, et al. Oral contraceptives and the risk of breast cancer in BRCA1 and BRCA2 mutation carriers. J Natl Cancer Inst. 2002;94(23):1773-9.

Neulen, J., Z. Yan, S. Raczek, K. Weindel, C. Keck et al.: Human chorionic granulosa cells: Importance in ovarian hyperstimulation syndrome. J. Clin. Endocrinol. 80 (1995) 1967 – 1971

Novák A, de la Loge C, Abetz L, van der Meulen EA. The combined contraceptive vaginal ring, NuvaRing: an international study of user acceptability. Contraception. 2003 Mar;67(3):187-94.

O`Malley, B. W. et al.: Molecular mechanism of action of a steroid hormone receptor. Recent Progr. Horm. Res. 47 (1991) 1 – 24

Oddsson K et al. Efficacy and safety of a contraceptive vaginal ring (NuvaRing) compared with a combined oral contraceptive: a 1-year randomized trial.Contraception 2005; 71: 176 -182.

Pincus, G., C.R. Garcia, J. Rock, M. Paniagua, A. Pendleton, F. Laraque, R. Nicolas, R. Borno, V. Pean: Effectiveness of an oral contraceptive. Science 130, 81-83, 1959

Price DT, Ridker PM. Factor V Leiden mutation and the risks for thromboembolic disease: a clinical perspective. Ann Intern Med. 1997;127(10):895-903.

Qu, J., K. Thomas: Inhibin and activin production in human placenta. Endocr. Rev. 16 (1995) 485 – 507

Razzi S, Luisi S, Ferretti C, Calonaci F, Gabbanini M, Mazzini M, Petraglia F. Use of a progestogen only preparation containing desogestrel in the treatment of recurrent pelvic pain after conservative surgery for endometriosis. Eur J Obstet Gynecol Reprod Biol. 2007;135(2): 188-90.

Reich, R., D. Daphna-Ikem, S. Y. Chun. Preovulatory changes in ovarian expression of callagenases and tissue metalloproteinase inhibitor-RNA: role of eicosanoids. Endo- crinology 129 (1991) 1869-1874.

Reimers D, Jezek A. The simultaneous use of rifampicin and other antitubercular agents with oral contraceptives. Prax Pneumol. 1971;25(5):255-62.

Reinprayoon D, Taneepanichskul S, Bunyavejchevin S, Thaithumyanon P, Punnahitananda S, et al. Effects of the etonogestrel-releasing contraceptive implant (Implanon on parameters of breastfeeding compared to those of an intrauterine device. Contraception. 2000;62(5): 239-46.

Richards, J. S. et al.: Ovarian cell differentiation: a cascade of multiple hormones, cellular signals and regulated genes. Recent Progr. Horm. Res. 50 (1993) 223 – 254

Robinson GE, Burren T, Mackie IJ et al. Changes in haemostasis after stopping the combined contraceptive pill: implications for major surgery. BMJ. 1991;302(6771): 269-71.

Rosenfield, F. O., A. W. Lucky: Acne, Hirsutism and alopecia in adolescent girls. Clinical expressions of androgen excess. Endocrinol. Metab. Clin. N. Amer. 22 (1993) 507 B 532

Ross LE, Steiner M. A biopsychosocial approach to premenstrual dysphoric disorder. Psychiatr Clin North Am. 2003;26(3):529-46

Roumen FJME, Apter D Mulders TMT et al.: Efficacy, tolerability and acceptability of a novel contraceptive vaginal ring releasing etonogestrel and ethinyl oestradiol. Hum Reprod. 2001, 16; 469-475

Ryan, K. J.: The endocrine pattern and control of the ovulatory cycle. In Insler, V., B. Lunenfeld: Infertility. Male and Female. Churchill Livingstone, Edinburgh 1993

Schildkraut JM, Calingaert B, Marchbanks PA, Moorman PG, Rodriguez GC. Impact of progestin and estrogen potency in oral contraceptives on ovarian cancer risk. J Natl Cancer Inst. 2002 Jan 2;94(1):32-8.

Schwartz SM, Petitti DB, Siscovick DS et al. Stroke and use of low-dose oral contraceptives in young women: a pooled analysis of two US studies. Stroke. 1998;29(11): 2277-84.

Sidney S, Siscovick DS, Petitti DB et al. Myocardial infarction and use of low-dose oral contraceptives: a pooled analysis of 2 US studies. Circulation. 1998;98(11): 1058-63.

Silvera SA, Miller AB, Rohan TE. Oral contraceptive use and risk of breast cancer among women with a family history of breast cancer: a prospective cohort study. Cancer Causes Control. 2005;16(9):1059-63.

Singletary SE. Rating the risk factors for breast cancer. Ann Surg. 2003 Apr;237(4):474-82.

Taubert, H. D., H. Kuhl: Kontrazeption mit Hormonen, 2. Aufl. Thieme, Stuttgart 1995

Timmer CJ, Mulders TM. Pharmacokinetics of etonogestrel and ethinylestradiol released from a combined contraceptive vaginal ring. Clin Pharmacokinet. 2000; 39(3):233-42.

Tsafriri, A., R. H. Braw-Tal, R. Reich: Follicular development and the mechanism of ovulation. In Insler, V., B. Lunenfeld: Infertility. Male and Female. Churchill Livingstone, Edinburgh 1993

Van den Heuvel et al.: Vergleich der Pharmakokinetik von Ethinylestradiol bei drei Formulierungen von hormonellen Kontrazeptiva: der Vaginalring, das transdermale Pflaster und ein orales Kontrazeptivum. Contraception, 2005; 72:168-174.

Verhoeven CH et al. The contraceptive vaginal ring, NuvaRing, and antimycotic co-medication. Contraception. 2004; 69: 129-132.

Vogt, C., J. S. E. Dericks-Tan, H. Kuhl, H. D. Tauber: Is 3alpha, 17alpha-androstenediolglucuronide a diagnostic marker in women with androgenic menifestations? Gynecol. Endocrinol. 6 (1992) 85 B 90

von Hertzen H, Piaggio G, Ding J, Chen J, Song S, Bártfai G, Ng E, Gemzell-Danielsson K, Oyunbileg A, Wu S, Cheng W, Lüdicke F, Pretnar-Darovec A, Kirkman R, Mittal S, Khomassuridze A, Apter D, Peregoudov A; WHO Research Group on Post-ovulatory Methods of Fertility Regulation. Low dose mifepristone and two regimens of levonorgestrel for emergency contraception: a WHO multicentre randomised trial. Lancet. 2002; 360(9348):1803-10

Weisberg E, Fraser IS, Lacarra M, Mishell DR, Alvarez F, Brache V, Nash HA: Efficacy, bleeding patterns and side effects of a 1-year contraceptive vaginal ring. Contraception 1999: 59: 311-318

White, M. et al.: Estrogen, progesteron and vascular reactivity. Endocr. Rev. 16 (1995) 739-751

WHO Collaborative Study of Cardiovascular Disease and Steroid Hormone Contraception. Haemorrhagic stroke, overall stroke risk, and combined oral contraceptives: results of an international, multicentre, case-control study. Lancet. 1996;348(9026):505-10.

Yamamoto, T., H. Okada: Clinical usefulness of low-dose oral contraceptives for the treatment of adolescent hyperandrogenemia. Asia-Oceania. J. Obstet. Gynaecol. 20 (1994) 225 B 230

Ylitalo N, Sorensen P, Josefsson A, Frisch M, Sparen P, et al. Smoking and oral contraceptives as risk factors for cervical carcinoma in situ. Int J Cancer. 1999;81(3):357-65.

Young, R. L., N. M. C. Snabe, M. L. Frank, M. Reily: A randomized double-blind, placebo-controlled comparison of the impact of low-dose and triphasic oral contraceptives on follicular developments. Amer. J. Obstet. Gynecol. 167 (1992) 678 B 682

Zahradnik HP, Goldberg J, Andreas JO. Efficacy and safety of the new antiandrogenic oral contraceptive Belara. Contraception. 1998 Feb;57(2):103-9

Zahradnik HP, Moore C. Clinical experiences with an oral contraceptive containing ethinyloestradiol and dienogest. In Elstein M: Extragenital effects of oral contraceptives. New York: Parthenon, 1997; 53-61

Weiterführende Literatur

Aaltonen P, Amory JK, Anderson RA, Behre HM, Bialy G, Blithe D, Bone W, Bremner WJ, Colvard D, Cooper TG, Elliesen J, Gabelnick HL, Gu YQ, Handelsman DJ, Johansson EA, Kersemaekers W, Liu P, MacKay T, Matlin S, Mbizvo M, McLachlan RI, Meriggiola MC, Mletzko S, Mommers E, Muermans H, Nieschlag E, Odlind V, Page ST, Radlmaier A, Sitruk-Ware R, Swerdloff R, Wang C, Wu F, Zitzmann M. 10th Summit Meeting consensus: recommendations for regulatory approval for hormonal male contraception. J Androl 2007; 28: 362–3.

Arowojolu AO, Gallo MF, Lopez LM, Grimes DA, Garner SE. Combined oral contraceptive pills for treatment of acne. Cochrane Database Syst Rev 2007; (1): CD004425.

Cook LA, Pun A, van Vliet H, Gallo MF, Lopez LM. Scalpel versus no-scalpel incision for vasectomy. Cochrane Database Syst Rev 2007; (2): CD004112.

Cook LA, Van Vliet H, Lopez LM, Pun A, Gallo MF. Vasectomy occlusion techniques for male sterilization. Cochrane Database Syst Rev 2007; (2): CD003991.

D'Arcangues C. Future methods of fertility regulation. Training in Reproductive Health Research. World Health Organization, Geneva, 2006. http://www.gfmer.ch/Medical_education_En/PGC_RH_2006/pdf/Future_Methods_Darcangues_2006.pdf

Gallo MF, Lopez LM, Grimes DA, Schulz KF, Helmerhorst FM. Combination contraceptives: effects on weight. Cochrane Database Syst Rev 2006; (1): CD003987.

Gallo MF, Grimes DA, Lopez LM, Schulz KF. Non-latex versus latex male condoms for contraception. Cochrane Database Syst Rev 2006; (1): CD003550.

Grimes DA, Lopez LM, Gallo MF, Halpern V, Nanda K, Schulz KF. Steroid hormones for contraception in men. Cochrane Database Syst Rev 2007; (2): CD004316.

International Collaboration of Epidemiological Studies of Cervical Cancer, Appleby P, Beral V, Berrington de González A, Colin D, Franceschi S, Goodill A, Green J, Peto J, Plummer M, Sweetland S. Carcinoma of the cervix and tobacco smoking: collaborative reanalysis of individual data on 13,541 women with carcinoma of the cervix and 23,017 women without carcinoma of the cervix from 23 epidemiological studies. Int J Cancer 2006; 118: 1481–95.

Jacobstein R. Long-acting and permanent contraception: an international development, service delivery perspective. J Midwifery Womens Health 2007; 52: 361–7.

Kulier R, Helmerhorst FM, O'Brien P, Usher-Patel M, d'Arcangues C. Copper containing, framed intra-uterine devices for contraception. Cochrane Database Syst Rev 2006; (3): CD005347.

Lakha F, Ho PC, Van der Spuy ZM, Elton KDR, Glasier AF, Critchley HOD, Williams ARW, Baird DT. A novel estrogen-free oral contraceptive pill for women: multicentre, double-blind, randomized controlled trial of mifepristone and progestogen-only pill (levonorgestrel). Hum Reprod 2007; 22: 2428–36.

Liu PY, Swerdloff RS, Christenson PD, Handelsman DJ, Wang C; Hormonal Male Contraception Summit Group. Rate, extent, and modifiers of spermatogenic recovery after hormonal male contraception: an integrated analysis. Lancet 2006; 367: 1412–20.

Meirik O, Farley TMM. Risk of cancer and the oral contraceptive pill. BMJ 2007; 335: 621–2.

Petitti D. Combination estrogen-progestin oral contraceptives. N Engl J Med 2003; 349: 1443–50.

Power J, French R, Cowan F. Subdermal implantable contraceptives versus other forms of reversible contraceptives or other implants as effective methods of preventing pregnancy. Cochrane Database Syst Rev 2007; (3): CD001326.

Ruffing JA, Nieves JW, Zion M, Tendy S, Garrett P, Lindsay R, Cosman F. The influence of lifestyle, menstrual function and oral contraceptive use on bone mass and size in female military cadets. Nutr Metab (Lond) 2007; 4: 17.

Scott A, Glasier A. Evidence based contraceptive choices? Best Prac Res Clin Obstet Gynaecol 2006; 20: 665–80.

van Vliet HAAM, Grimes DA, Helmerhorst FM, Schulz KF. Biphasic versus monophasic oral contraceptives for contraception. Cochrane Database Syst Rev 2006; (3): CD002032

von Hertzen H, Van Look PFA. Antiprogestins for contraception? Semin Reprod Med 2005; 23: 92–100.

Wingo PA, Harland A, Marchbanks PA, Whiteman MA, Hsia J, Mandel MG, Peterson HB, Ory HW. Oral contraceptives and the risk of death from breast cancer. Obstet Gynecol 2007; 110: 793–8.

Internet-Links

Bulletin of the World Health Organization. Bull World Health Organ 81 (2) Geneva 2003http://www.scielosp.org/scielo.php?pid=S0042-96862003000200013&script=sci_arttext

Cochrane Collaboration Topic: Fertility Regulation. New topic. Contraception related reviews. Abortion related reviews. Review of progestogens in combined oral contraceptives for contraception.http://www.cochrane.org/reviews/en/topics/64.html

Contraceptive Methods: Female Barrier Methods http://www.rho.org/html/cont-female_barriers.htm

Contraceptive Methods: Spermicides http://www.rho.org/html/cont-spermicides.html

Emergency Contraceptive Pills: Medical and service delivery guidelines. Second Edition, 2004. International Consortium for Emergency Contraception, Washington DC, USA.http://www.cecinfo.org/publications/PDFs/resources/MedicalServiceDeliveryGuidelines_Eng.pdf

FDA Updates Labeling for Ortho Evra Contraceptive Patch (2005)http://www.fda.gov/bbs/topics/news/2005/NEW01262.html

Guidelines for prescribing combined oral contraceptives.http://bmj.bmjjournals.com/cgi/content/full/312/7023/121/a

Holden Comprehensive Cancer Center, Cancer Information Service (2007): Ovarian Cancer Protective Factors and Risk Factors; last update 5/2003 http://www.uihealthcare.com/topics/medicaldepartments/cancercenter/cancertips/ovarianfactors.html

Kuyoh MA, Toroitich-Ruto C, Grimes DA, Schulz KF, Gallo MF. Sponge versus diaphragm for contraception: a Cochrane review.http://cat.inist.fr/?aModele=afficheN&cpsidt=14469947

Microbicides: STD Protection With or Without Contraceptionhttp://www.csa.com/discoveryguides/micro/overview.php?SID= 9jlmaiv73hts256smm41b5uou2

New product review: desogestrel-only pill (Cerazette) (2003) http://www.ffprhc.org.uk/pdfs/Cerazette %20CEC %20Approved %2029.04.03.pdf

Oral contraceptive prescribing: should body weight influence choice of pill?http://www.contraceptiononline.org/contrareport/article01.cfm?art=261

Population Council Projects: Vaginal Ring http://www.popcouncil.org/biomed/femalecontras.html

Population Issues in the 21st Century, The Role of the World Bankhttp://siteresources.worldbank.org/HEALTHNUTRITIONANDPOPULATION/Resources/281627-1095698140167/PopulationDiscussionPaperApril07Final.pdf

Population Reports (2005): Novel, Gene-Based Approaches Promise Dramatic Change in Contraception http://www.infoforhealth.org/pr/m19/supplements/novel.shtml

Population reports: Family planning: a global handbook for providers. Chapter 11: female sterilization. http://www.infoforhealth.org/globalhandbook/book/fph_chapter11/index.shtml.

Reproductivehealth/UnintendedPregnancy/Sterilization http://www.cdc.gov/reproductivehealth/Unintended-Pregnancy/Sterilization.htm

Safety and Efficacy of a Contraceptive Vaginal Ring Delivering Nestorone® and Ethinyl Estradiol; Study report published by ClinicalTrials.govhttp://clinicaltrials.gov/ct/show/NCT00263341?order=8

The World at Six Billion United Nations – Introduction [PDF]http://www.un.org/esa/population/publications/sixbillion/sixbilbiblio.pdf

The world's growing population [PDF] http://wbln0018.worldbank.org/HDNet/hddocs.nsf/65538a343139acab85256cb70055e6ed/8ebf48e0f2ac79c385256e00005eb785/$FILE/Growing %20Population.pdf

UNFPA, the United Nations Population Fund http://www.unfpa.org/

United Nations Statistics Division – Common Database Population annual growth rate, estimates and projections (annual, 1950 to 2050) http: //unstats.un.org/unsd/cdb/cdb_dict_xrxx.asp?def_code=379

WHO, Geneva, Switzerlandhttp://www.who.int/reproductive-health/

World Bank: Population and Development http://web.worldbank.org/WBSITE/EXTERNAL/TOPICS/EXTHEALTHNUTRITIONANDPOPULATION/EXTPRH/0,,contentMDK:20341152~menuPK:650489~pagePK:148956~piPK:216618~theSitePK:376855,00.html

World Bank: Population and Reproductive Health http://web.worldbank.org/WBSITE/EXTERNAL/TOPICS/EXTHEALTHNUTRITIONANDPOPULATION/EXTPRH/0,,menuPK:376861~pagePK:149018~piPK:149093~theSitePK:376855,00.html

World Bank: Population and the World Bank: http://wbln0018.worldbank.org/HDNet/HDdocs.nsf/c0d65c5ea6fcb4688525670c004d14c2/1c1ff45b5648682c8525680f006c2d2c?OpenDocument

World population – Wikipedia, the free encyclopedia. Current projections by the UN Population Division http://en.wikipedia.org/wiki/World_population

Index

Fachliteratur über Gynäkologie und Geburtshilfe von UNI-MED...

UNI-MED *SCIENCE* -

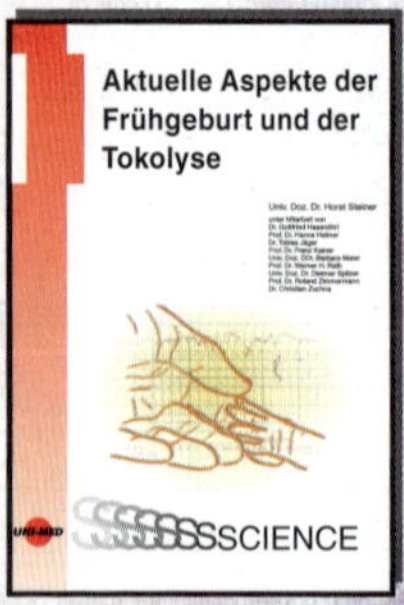

1. Aufl. 2009, 88 S.,
ISBN 978-3-8374-1038-9

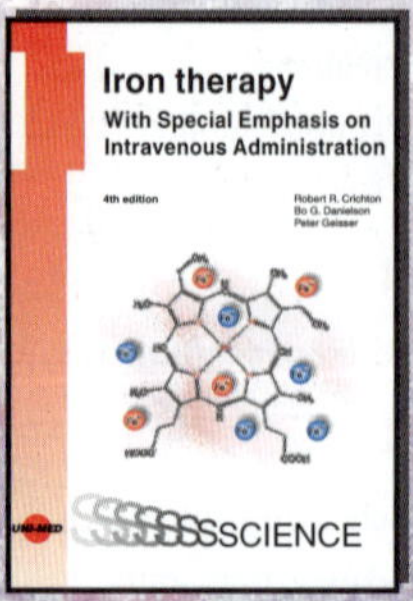

4. Aufl. 2008, 128 S.,
ISBN 978-3-8374-1077-8

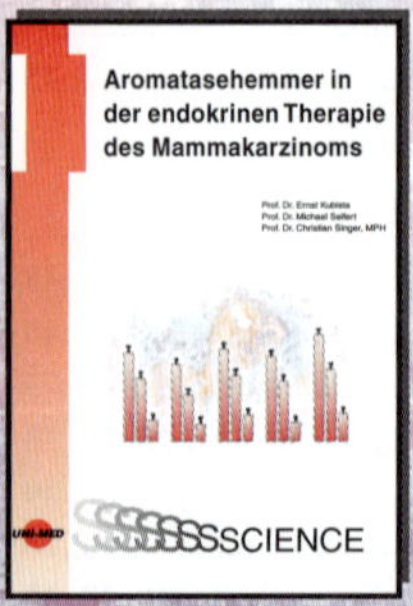

1. Aufl. 2008, 56 S.,
ISBN 978-3-89599-280-3

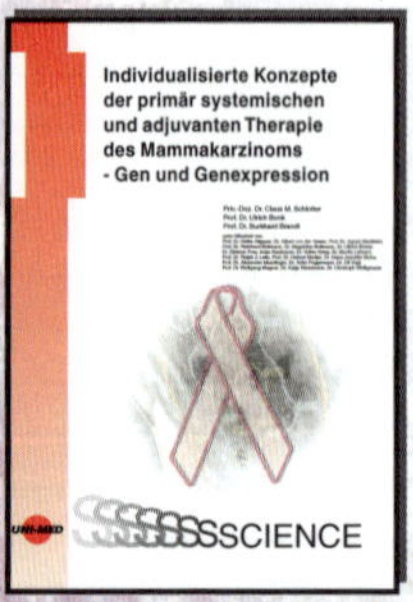

1. Aufl. 2007, 200 S.,
ISBN 978-3-89599-913-0

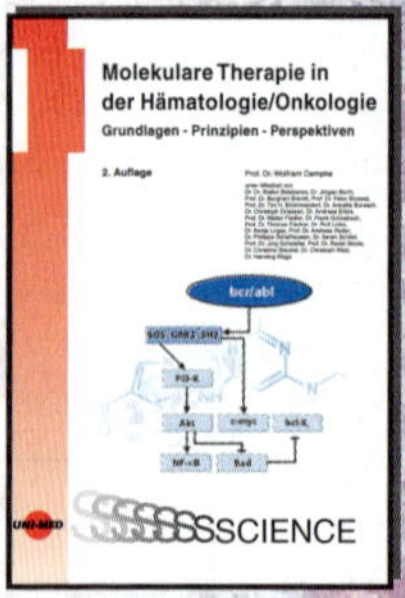

1. Aufl. 2008, 192 S.,
ISBN 978-3-8374-1021-1

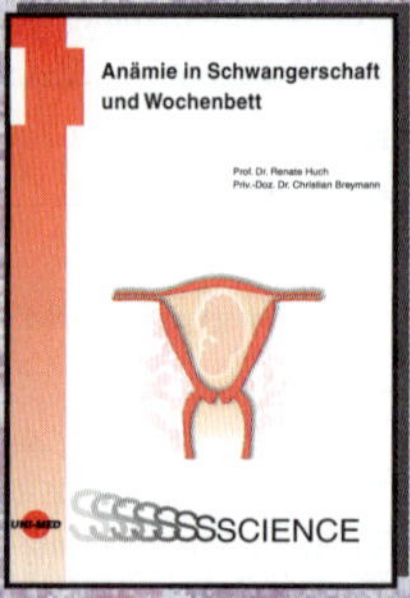

1. Aufl. 2005, 96 S.,
ISBN 978-3-89599-772-3

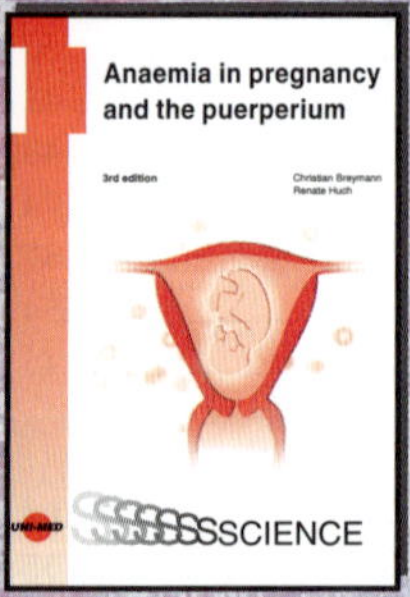

3. Aufl. 2008, 96 S.,
ISBN 978-3-8374-1022-8

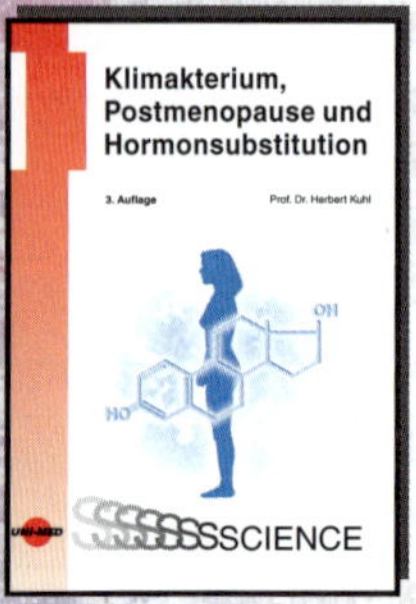

2. Aufl. 2005, 272 S.,
ISBN 978-3-89599-928-4

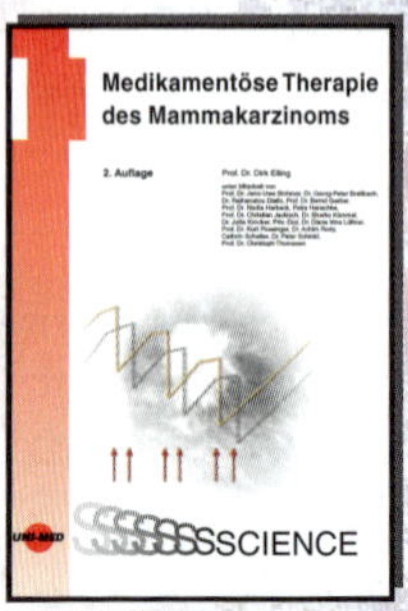

2. Aufl. 2006, 176 S.,
ISBN 978-3-89599-950-5

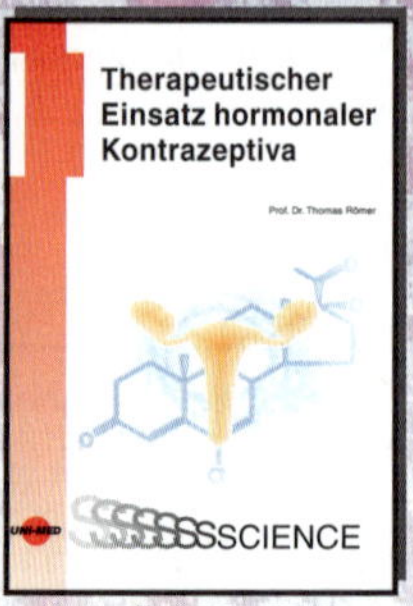

1. Aufl. 2005, 72 S.,
ISBN 978-3-89599-781-5

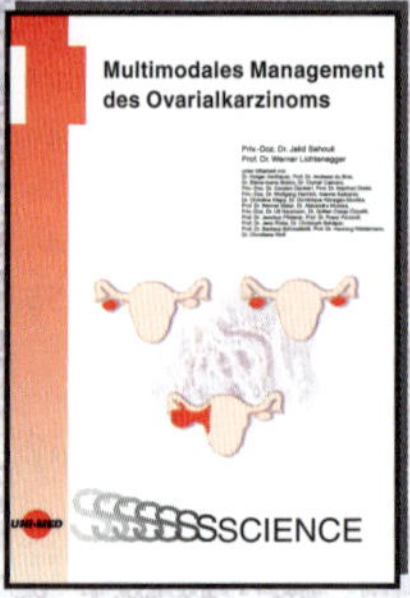

1. Aufl. 2006, 176 S.,
ISBN 978-3-89599-742-6

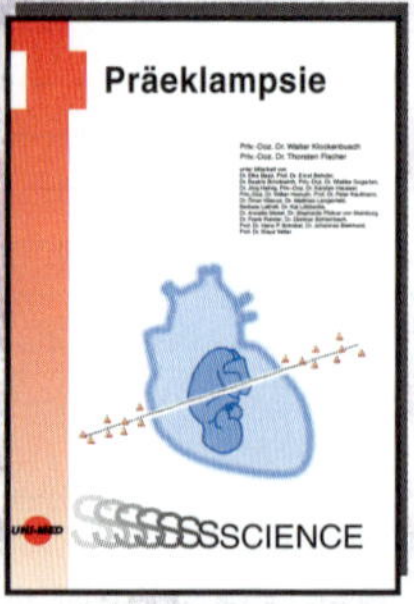

1. Aufl. 2005, 124 S.,
ISBN 978-3-89599-818-8

Topaktuelle Spezialthemen!

...völlig komplikationslos!

UNI-MED

UNI-MED Verlag AG • Kurfürstenallee 130 • D-28211 Bremen
Telefon: +49/421/2041-300 • Telefax: +49/421/2041-444
e-mail: info@uni-med.de • Internet: www.uni-med.de